故事里的精神心理学丛书

寻找内心的阳光

——同理解抑郁症

北京市海淀区心理康复医院　编著

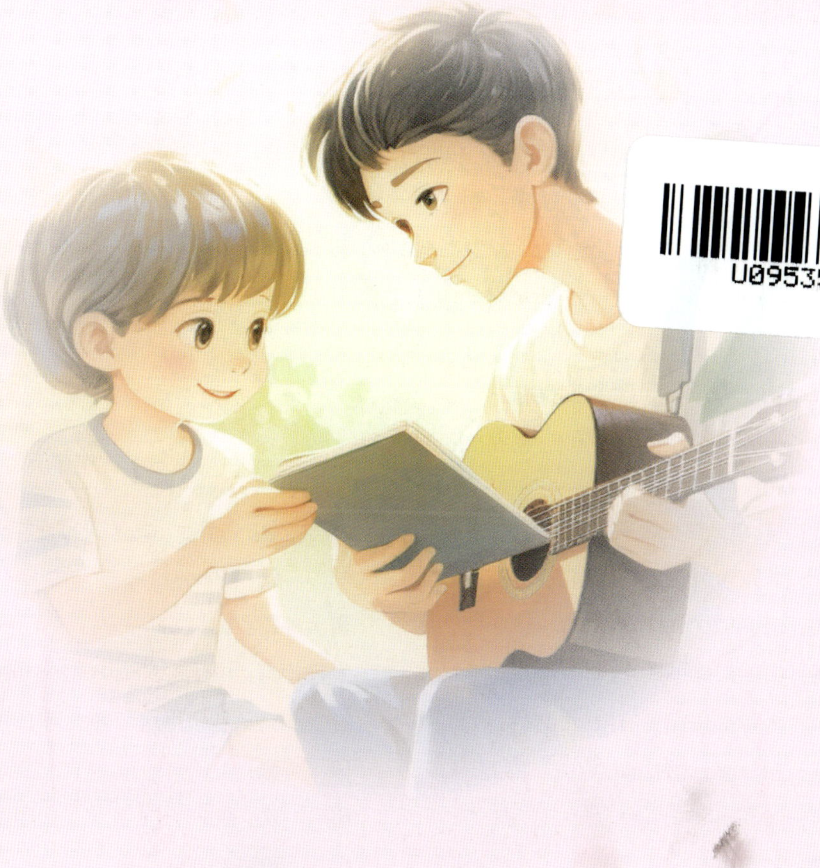

知识产权出版社
全国百佳图书出版单位
—北京—

图书在版编目（CIP）数据

寻找内心的阳光：一同理解抑郁症 / 北京市海淀区心理康复医院编著 . —北京：知识产权出版社，2025.6. —（故事里的精神心理学丛书）. — ISBN 978-7-5130-9820-5

Ⅰ. R749.4-49

中国国家版本馆 CIP 数据核字第 2025C1L824 号

责任编辑： 刘林波
责任校对： 谷　洋
责任印制： 刘译文
封面设计： 智兴设计室・索晓青
版式设计： 智兴设计室・商　宓
插图提供： 星火映画・鄢丽艳　牛志行　孙佳缘
供图说明： 本书插图采用 AI 技术辅助创作

故事里的精神心理学丛书
寻找内心的阳光：一同理解抑郁症
北京市海淀区心理康复医院　编著

出版发行： 知识产权出版社有限责任公司
网　　址： http：//www.ipph.cn
社　　址： 北京市海淀区气象路 50 号院
邮　　编： 100081
责编电话： 010-82000860 转 8787
责编邮箱： liumuu@qq.com
发行电话： 010-82000860 转 8101/8102
发行传真： 010-82000893/82005070/82000270
印　　刷： 天津嘉恒印务有限公司
经　　销： 新华书店、各大网上书店及相关专业书店
开　　本： 787mm × 1092mm　1/16
印　　张： 4.5
版　　次： 2025 年 6 月第 1 版
印　　次： 2025 年 6 月第 1 次印刷
字　　数： 72 千字
定　　价： 39.00 元

ISBN 978-7-5130-9820-5

编 委 会

丛书序

儿童青少年时期是孩子身心发育的关键阶段。在这个阶段，孩子们如同蓬勃生长的树苗，快速拔节。生理上，他们体内激素水平发生着剧烈变化，大脑也处于迅猛发育之中，神经元不断建立新的连接，神经环路逐步塑造完善；同时，他们的心理状态也发生着巨变，认知方式逐渐从具象向抽象过渡，自我意识开始觉醒并迅速发展，情感世界日益丰富却又缺乏足够的调节能力；此外，在社交方面，他们开始尝试摆脱对家庭的依赖，试图融入同伴群体中。

这个阶段，无论对孩子还是家庭，都充满了挑战。2024 年联合国儿童基金会发布的青少年心理健康报告中指出，据估算，全球超过 14% 的 10~19 岁儿童青少年患有世界卫生组织定义的精神疾病（约每 7 名儿童青少年中有 1 人），约 4.4% 的 10~14 岁儿童和 5.5% 的 15~19 岁青少年患有焦虑症；约 1.4% 的 10~14 岁儿童和 3.5% 的 15~19 岁青少年患有抑郁症。2021 年首个中国少年儿童精神疾病患病率的流调报告显示，我国儿童青少年整体精神障碍流行率为 17.5%。从精神疾病的首发年龄分析，50% 的精神疾病首次发病于 14 岁之前。

因此，帮助家长和教师理解、辨别以及有效处理孩子的精神心理问题刻不容缓。过往诸多关于儿童青少年心理养育的书籍，往往侧重于心理学知识的传授，虽为家长构建了一定的知识框架，然而，家长在实际生活中，面对孩子复杂多变的情绪与行为时，依旧常常感到迷茫无措。

本丛书独树一帜地精准聚焦于儿童青少年精神疾病的早期识别与筛查。每一个案例都是一扇窗，透过它，家长得以窥视到那些细微却关键的早期信号，帮助家长在疾病初萌之时，采取有效的干预措施。

每册书中精心整理的诊疗案例，从常见的情绪障碍到较为隐匿的发展性问题，涵盖了广泛的精神疾病类型。每个案例不仅深入剖析了疾病的外在表现，更追溯其根源，将晦涩的医学知识转化为通俗易懂的家长指南。通过这些案例，家长能够学会如何从孩子的日常行为、言语交流、情绪变化等方面捕捉到不寻常的蛛丝马迹。

本丛书强调实战性与实用性，为家长提供了有力支持，助力他们成为孩子心灵的最佳守护者。愿每一位翻开此书的家长，都能从中汲取智慧与力量，为孩子的精神苗圃引来春日与暖阳。

王　刚

首都医科大学附属北京安定医院院长

前 言

亲爱的读者：

欢迎您翻开这本富有启示和关怀的书籍，开始探索和理解儿童和青少年面临的抑郁问题。在成长的道路上，我们的孩子可能会遇到许多看不见的心灵障碍。抑郁症是其中一个普遍且不容忽视的问题。了解抑郁症，识别它的迹象，并知道如何提供支持和干预，是每一个家长、老师以及关心孩子健康的人应该掌握的知识。

通过丰富的案例故事，我们尝试以生动、直观的方式展示抑郁症的多面性。在第一部分，我们将深入剖析抑郁症的不同种类、青少年抑郁的特点，以及早期干预的重要性。在第二部分，我们将探讨影响抑郁发生的多种因素，包括年龄、性别、家庭环境以及社交软件的使用等。在第三部分，我们将向您介绍诊断抑郁症的过程，探讨治疗方法，并强调家庭如何成为孩子战胜抑郁的有力支柱。

我们希望通过这本书，帮助您更好地理解孩子的心灵世界，为他们提供必要的支持和陪伴。我们相信，只有通过知识的力量，才能为孩子创造一个更为健康、明亮和快乐的未来。在孩子们的成长旅程上，让我们携手共进，播撒理解、支持和爱的种子，帮助他们勇敢面对生活的挑战，享受成长的喜悦。

谢谢您的阅读，愿您在这趟知识的旅程中收获满满。

祝愿每一个家庭都充满阳光和欢笑！

开篇故事

小南的治愈之路

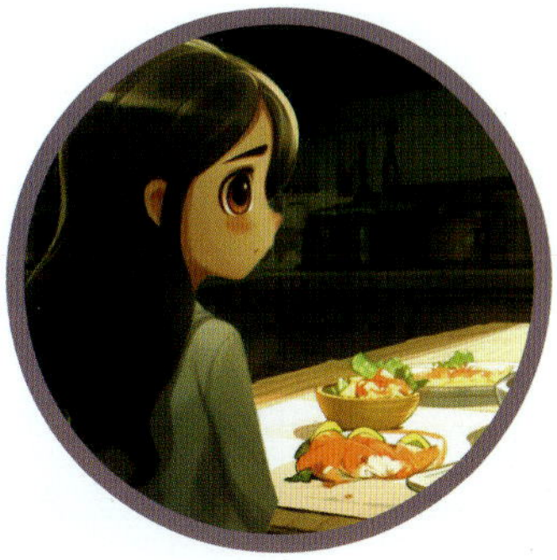

小南是一个初中二年级的女孩，过着不太平静的日子。每天重复着相同的日程，学习、作业、考试，仿佛永无止境的压力困住了她的心。她的生活似乎被学习的压力牢牢绑住，每一天都在担忧和焦虑中度过。学校的氛围严肃而紧张，老师有个习惯，喜欢将作业没达到优的学生的名字写在黑板上，作为一种警示。小南每天走进教室，第一件事就是看看自己的名字有没有出现在那块令人生畏的黑板上。小南的父母对她的学习期望很高，希望她能够成绩优异，为家族争光。每当看到成绩单上的分数，她总担心会让父母失望。每天放学，她都害怕看到老师在微信群发布的一日总结，害怕看到父母失望的眼神。

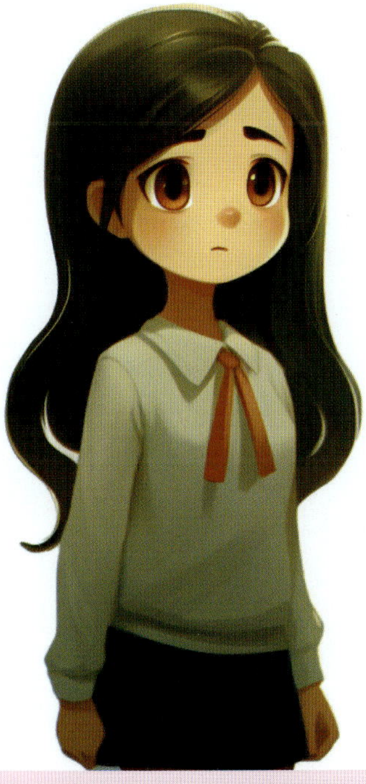

随着时间的推移，小南的情绪开始出现异常，她变得容易烦躁，晚上很难入睡，早晨起来时感觉一天又一天的重复让她厌倦和无力。她的胃口也开始出现问题，尤其是在情绪不好的时候，闻到饭菜的味道就感觉恶心不适，吃完饭总想吐。渐渐地，小南的痛苦似乎越来越深，对曾经喜爱的画画也失去了兴趣，她觉得无论做什么都无法让心情得到释放和舒缓。她开始害怕面对每一天的生活，害怕面对父母和老师的期望。为了逃避内心的痛苦，她开始寻找身体上的疼痛来分散注意力。在无人注意的角落，她用刻刀划伤自己的大腿，那短暂的疼痛让她暂时忘记了心灵上的折磨。

一天，妈妈无意中看到小南的伤痕，她惊恐万分。她终于明白了孩子的痛苦有多么的深重。她决定带小南去看心理医生。经过一系列的诊断，小南被确诊为抑郁症。医生建议家庭和学校给予小南更多的理解和支持，同时为她提供专业的药物干预和心理治疗。

在家人和医生的帮助下，小南开始了漫长而艰难的治愈之路。她的父母开始学习如何为小南创造一个温暖、理解和支持的环境。小南也在心理治疗的过程中，慢慢学会面对自己的情感，学会释放内心的压力，而不是用伤害自己的方式来逃避。

虽然治愈的道路充满艰辛，但小南和她的家人都愿意尽全力走下去。在爱、理解和专业帮助的支持下，小南终将走出抑郁症的阴影，重新拥抱光明和希望的未来。

这个故事为我们揭开了抑郁症这个普遍但常被忽视的心理健康问题的面纱。随着本书内容的呈现，我们将更全面、更准确地理解抑郁症，也为父母和教育工作者提供一些切实可行的指导和帮助。

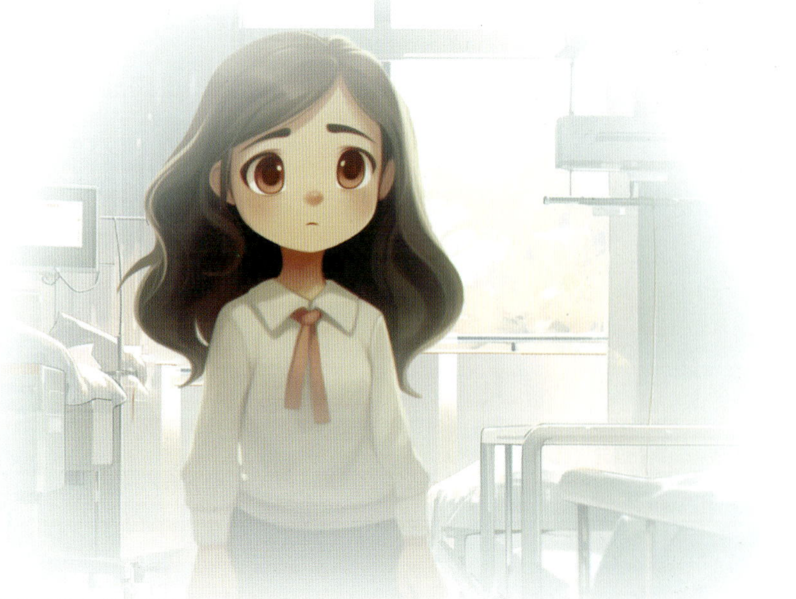

第一部分

抑郁症的常见种类与迹象

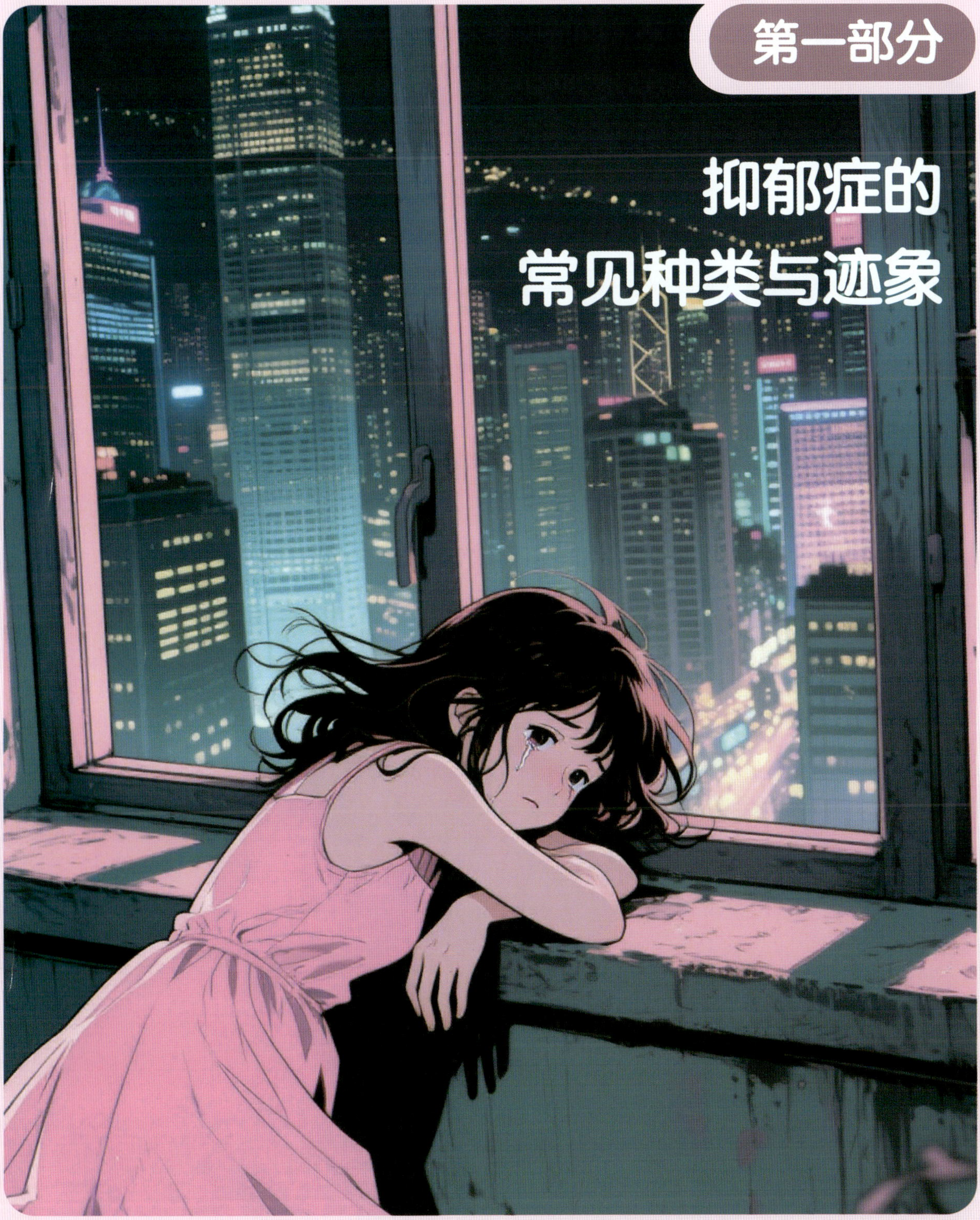

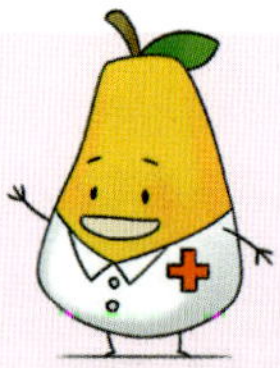

抑郁症[①]，这个名字听起来可能让人感觉陌生和遥远，但实际上它是一种常见的心理问题，深深影响着许多人的生活和情感。通过小南的故事，我们得以窥见抑郁症如何悄悄侵入一个青少年的日常生活，改变她的心境，甚至影响她的未来。对于儿童和青少年，抑郁症不仅仅是一段短暂的情感波动，还可能会伴随着他们度过成长的重要阶段，甚至影响他们的未来。

抑郁症通常在青春期出现，但并不意味着年幼的儿童就能完全幸免。它是一个复杂多层的问题，可能由多种因素交织在一起，进而引发和加剧。而且，抑郁症并不是简单的“心情不好”，它可能会导致持续的悲伤、失落或烦躁，严重时甚至会影响个人的生活和学习能力。

抑郁症的种类

抑郁症家族包含很多疾病，儿童和青少年群体中的常见种类有：

- 重性抑郁障碍（major depressive disorder，MDD）
- 持续性抑郁障碍（persistent depressive disorder，PDD）
- 破坏性心境失调障碍（disruptive mood dysregulation disorder，DMDD）
- 经前期烦躁障碍（premenstrual dysphoric disorder，PMDD）
- 季节性情感障碍（seasonal affective disorder，SAD）

---

① 民间常说的“抑郁症”，在专业上一般指“重性抑郁障碍”（Major Depressive Disorder），其诊断需经过精神科或心理学界专业评估，并符合一定的诊断标准（如DSM-5 或 ICD-11）。当一个人的负面情绪和兴趣丧失持续且严重影响学业、工作、社交功能时，才可被确诊为抑郁症，常需药物治疗、心理咨询、生活方式调整等综合干预。

抑郁症的负面影响很大，特别是对儿童和青少年，它可能会剥夺他们享受生活、体验快乐的能力，甚至可能会导致他们考虑或尝试自杀。这是一个不容忽视的严重问题，需要我们所有人的关注和努力。

抑郁症的种类多样，不仅仅局限于我们刚刚列举的几种。而且，它和其他的心理健康问题，如双相情感障碍，有着明显的区别。在双相情感障碍中，个体会经历极端的情感高潮和低谷，即抑郁期和狂躁期的交替，而治疗的方法和针对单纯抑郁症的治疗也会有所不同。

在接下来的章节中，我们将更深入地探讨抑郁症的不同面，包括它的诱因、表现、诊断和治疗，帮助大家更全面、更准确地理解这个影响着无数家庭和个体的心理健康问题。

重性抑郁障碍——情绪掉进深不可测的黑暗

重性抑郁障碍是一种常见的心理疾病，它会让孩子经历一段持续几周到几个月的痛苦时光。

● 心境的变化

这段时间里，患病孩子的心境会发生显著的变化。例如，小悦原本总是快乐、活泼，但最近，她开始变得易怒，常常感到伤心，甚至对她曾经热爱的画画也失去了兴趣。小悦就像其他许多患有重性抑郁障碍的孩子一样，经常因小事情大发雷霆，慢慢地，她的脸上不再出现笑容。

患有重性抑郁障碍的孩子可能会变得情绪低落，对他们过去热爱的活动也会变得不感兴趣。就像小悦一样，他们不再愿意拿起画笔，并且开始退缩，不愿再和朋友一起玩耍。

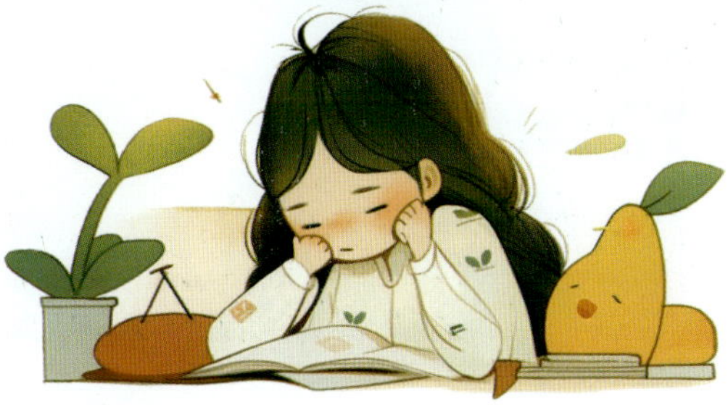

● 症状的多样性

重性抑郁障碍除了心境的变化，还伴随着其他症状，如感到绝望、总是感到疲倦、难以集中注意力，以及在学校的表现不佳或出勤率低。这些孩子可能会持续地体验到低自尊，甚至会考虑或尝试自杀。

● 非典型性抑郁症

值得一提的是，有一种非典型性抑郁症，患者在大多数时候可能不再期待过去喜欢的事物，但在某些时刻仍能够体会到乐趣。这种情况可能会使得家长误认为孩子只是性格内向或者不听话。

理解和识别重性抑郁障碍的各种症状，尤其是心境的变化，是帮助孩子走出困境的第一步。

持续性抑郁障碍——绵长不散的“心灵雨季”

持续性抑郁障碍是一种症状较轻但持续时间较长的抑郁症类型，患者会经历与重性抑郁障碍相同的症状，但症状较为轻微。这些症状可以包括持续的沮丧心境、低自尊和烦躁，并且可以持续数年。它可能像一位不速之客，悄悄地进入孩子的生活，让生活变得乏味、兴趣索然，充满了无尽的疲倦与无助。

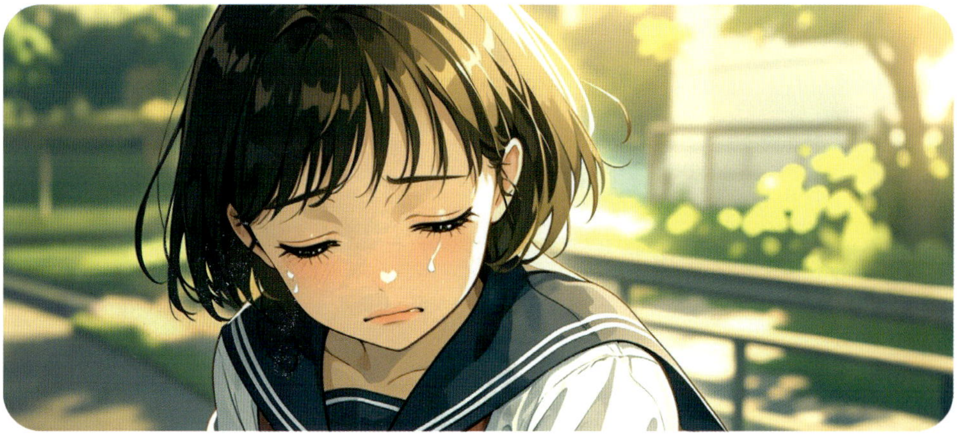

● 长期的心境变化

例如，小红是一个12岁的小女孩。从某一天起，她曾经的欢笑与活跃不见了，取而代之的是一种持续的忧郁与消沉，她开始沉浸在沉默和内向之中。小红的父母起初以为这只是她性格的一部分，是青春期的一场暂时风波。然而，随着时间的推移，小红的情况不仅没有得到改善，反而变得更加严重。

● 错综复杂的误解

有时，持续性抑郁障碍会悄然降临在青少年身上，但其他人却常常误以为这只是“正常”的情绪低落或孤僻的性格特征。一些人甚至会认为这只是一种懒惰的表现，或是孩子成长过程中的一个阶段。这些误解常常让患者处于孤立无援的境地，使他们渐渐陷入更深的困境。

● 持续而广泛的影响

持续性抑郁障碍会对患者的生活产生持续而广泛的影响。它可能像一颗毒瘤，渗透到患者的学业、人际关系，甚至未来的职业生涯中，带来一次又一次的伤痛。

通过科学的治疗方法，如心理治疗，持续性抑郁障碍的患者能够学会更积极和健康的应对方式，从而重新发掘生活中的乐趣和幸福。

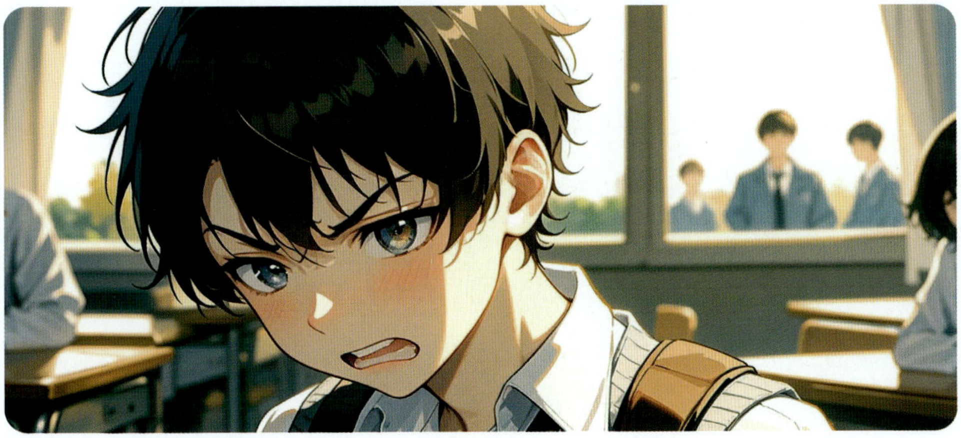

破坏性心境失调障碍——随时喷发的情绪“小火山”

破坏性心境失调障碍（DMDD）是近年来新提出的一种诊断，专门用于描述那些对细小琐事频繁产生爆发性愤怒反应的儿童。在愤怒发作的间隙，他们多数时候显得很烦躁，容忍度极低。

● 频发的“坏脾气”

例如，小杨是一个 10 岁的男孩，总是对小事情大发雷霆。小杨的母亲刚开始以为他只是“坏脾气”，但随着他的愤怒爆发得越来越频繁，她开始寻求专业帮助。在接受专业评估后，小杨被诊断为 DMDD。

DMDD 不同于一般孩子的“坏脾气”。实际上，这种症状通常在 10 岁之前就会出现，但年幼儿童有时也会表现出类似的脾气，因此 6 岁以下的儿童通常不会被诊断为 DMDD。要确诊 DMDD，孩子必须平均每周至少表现出 3 次或更多次的严重脾气发作。但有一种例外情况，那就是如果这种行为只在某个特定场合出现，例如仅仅在家里，那么很可能不是 DMDD。

● 情绪的漩涡

DMDD 的孩子经历的并不仅仅是一种普通的“坏脾气”。他们会比其他孩子更加强烈地体验情绪，而且常常在这种强烈的情绪漩涡中挣扎，无法有效地进行自我调节。这与患有对立违抗性障碍（oppositional defiant disorder）的孩子大为不同，后者的行为问题主要体现为对权威的反抗和挑衅。

对于患有 DMDD 的孩子来说，他们的行为并不是出于对他人的故意挑衅或违抗，而是源于他们无法控制的情绪反应。他们的愤怒和烦躁可能会迅速升级，变得极为激烈，这是由于他们无法控制和管理自己的情绪。

理解这些孩子行为背后的情绪动力和挣扎，而非将其简单归咎为“不听话”或“故意反抗”，可以帮助家长和老师采取更加有同情心和效果更好的方法来支持他们，帮助他们学习和发展更加健康和积极的应对策略。

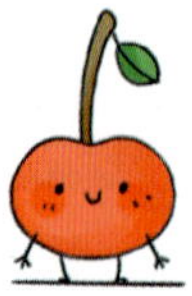

DMDD 的常见误解

DMDD 是一种主要影响儿童的心境障碍，以频繁的愤怒爆发和持续的烦躁心境为特征。然而，许多人对此存在一些误解，我们在此揭示这些误解，为大家提供更准确的信息。

- 误解 1：DMDD 只是一种“坏脾气”。

实际情况：DMDD 是一种严重的心境障碍，涉及无法控制的愤怒和情绪。它并不仅仅是孩子的“任性”或“坏脾气”。

- 误解 2：孩子在故意挑衅。

实际情况：这些孩子并不是故意制造麻烦。他们实际上缺乏处理强烈情绪的自我调节技能。

- 误解 3：家庭教育不当是主要原因。

实际情况：DMDD 是一种与遗传、大脑结构和化学平衡等多方面因素相关的复杂障碍。家庭环境和教育方法对其也有影响，但不能简单归咎于家庭教育。

- 误解 4：严厉的纪律能够解决问题。

实际情况：严厉的纪律可能会加剧孩子的情绪问题。积极正面的行为支持和一致性的干预更为重要。

- 误解 5：DMDD 孩子只需要更多的自律。

实际情况：自律的培养固然重要，但这些孩子更需要专业的支持和干预来学习更好的情绪调节技能。

- 误解 6：成长过程中自然会好转。

实际情况：若不进行适当的干预和治疗，DMDD 的症状可能会持续到成年，因此及时的诊断和治疗至关重要。

- 误解 7：孩子能控制他们自己的行为。

实际情况：DMDD 的孩子在处理情绪时常常感到无助，他们并非有意表现出极度的愤怒和无法控制的行为。

经前期烦躁障碍——生理周期支配的“情绪潮汐”

经前期烦躁障碍（PMDD）是一种女性特有的抑郁症类型。它会在月经来潮前的一周影响一些女性，因为这时她们身体里的一些物质（激素）在变化。它比经前综合征要严重得多，可能会影响到正常的生活。

● 特定时期的心境变化

例如，小红平时很开朗，但是每个月月经来临之前的几天，她会变得心情低落，容易哭，容易生气，而且总觉得大家都在生她的气。这就是 PMDD 的影响，它让小红觉得每个月都有几天特别难熬。

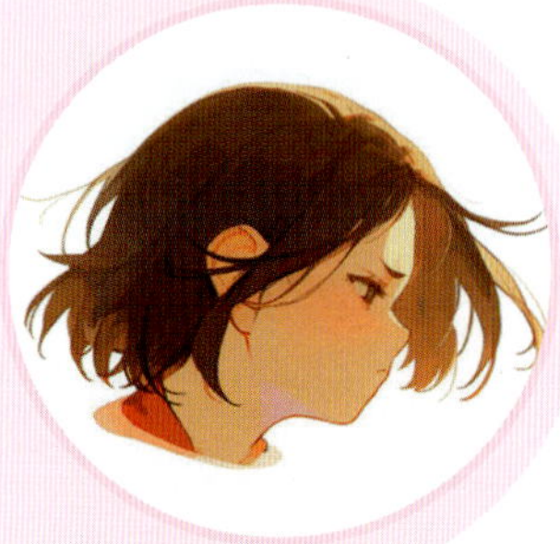

● 出现的时间

小红通常会在月经来临前的 5 ～ 8 天开始感到不舒服，有时候可能更早。但当月经来了之后，她的心情就会好转，重新变得积极和快乐。

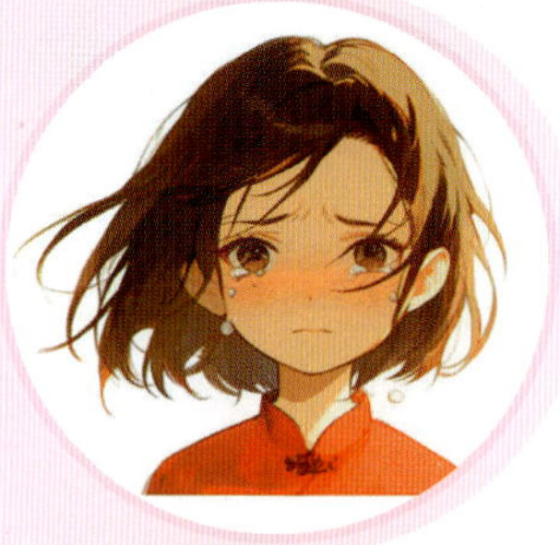

● 应对方式

知道自己可能有 PMDD 是很重要的一步。如果像小红一样的女孩知道了这些，她们就可以寻求帮助，学会更好地处理这个病带来的不舒服。

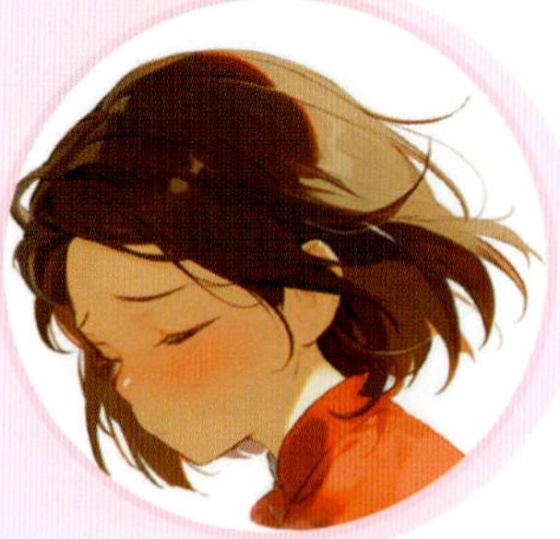

经前期综合征与经前期烦躁障碍

经前期综合征（premenstrual syndrome，PMS）和经前期期烦躁障碍都与月经周期有关，但它们的影响程度和性质是不同的。

● 经前期综合征

时间：通常在月经来之前的几天。

症状：

1. 肚子有些痛；
2. 乳房有些疼；
3. 情绪可能会有些不稳定。

对生活的影响：虽然会有些不舒服，但大多数时候不会严重影响日常生活和学习。

● 经前期烦躁障碍

时间：也是在月经来之前，但症状可能会更早开始，持续的时间也更长。

症状：

1. 肚子很痛；
2. 情绪很不稳定，可能会感到非常伤心、焦虑或愤怒；
3. 非常累，可能会很难集中精力。

对生活的影响：这些症状会更严重，并且可能会严重影响到学习、玩耍和日常活动。

是一种精神疾病：PMDD 是一种可以严重影响心情和行为的疾病，需要医生的诊断和治疗，以帮助减轻症状。

PMS 和 PMDD 的主要区别在于症状的严重程度和它们对日常生活的影响程度。PMDD 是一种精神疾病，需要专业的治疗和关注。亲爱的女孩，如果你或者你的朋友觉得每个月都有很多天很难过，影响了学习和生活，最好和大人们说说，看看有没有什么办法可以减轻这些不舒服。

季节性情感障碍——日光减少时的“心灵冬眠”

有时，您可能会发现自己、您的孩子或您的学生在秋冬季节感到格外低落和无精打采，这可能不仅仅是因为天气的变化，还是一种名为“季节性情感障碍”（SAD）的实际心理健康状况。

● 季节性情感障碍是什么

它是一种特定类型的抑郁症，仅在一年中的某些月份，特别是在秋冬季节，对个人产生影响。这可能是由于寒冷、阴暗的天气导致我们暴露在阳光下的时间减少，进而影响到了调节我们情绪和能量的大脑化学物质。但每个人都是独一无二的，一些人也可能会在阳光充足的夏季经历类似的困扰。

● 孩子也会受到影响吗

令人惊讶的是，SAD 不仅影响成年人，也会影响儿童和青少年。他们可能会失去对平时喜爱的活动的兴趣，学习成绩可能会下滑，与家人和朋友的关系也可能变得紧张。

为了判断孩子是否患有 SAD，我们需要仔细观察他们的情绪变化，确保这些变化不是由于冬季同时发生的其他特定事件，例如因人际冲突或考试压力所导致的情绪波动。

● 如何为孩子提供帮助

如果您的孩子或您的学生在某个季节中表现出持续的不快乐，那么他们就需要您的额外关注和关爱。请密切观察他们的行为模式，并与他们进行开放、支持性的对话，以了解他们的感受。同时，鼓励他们保持健康的生活方式，并尽可能多地进行户外活动。如果您发现情况持续恶化，那么寻找心理健康专业人士的帮助是至关重要的。

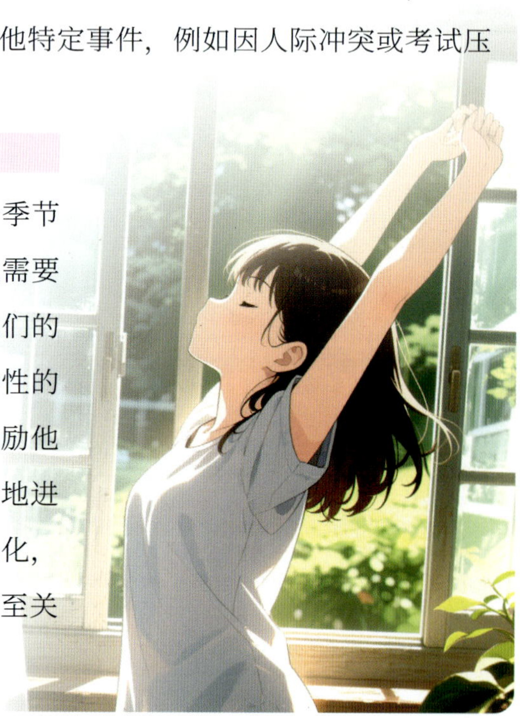

青少年抑郁的迹象②

了解抑郁的迹象

青少年通常很容易情绪化，因此很难判断孩子是否已经变得抑郁并可能需要帮助。人们通常首先注意到的是青少年表现出社交撤退（即在他人面前感到不自在和压抑，因而避免与他人接触），或者停止做他们通常喜欢做的事情。这种社交撤退可能是他们试图避免感觉更糟糕或是处理内心困惑和痛苦的一种方式。他们的情绪可能会有其他变化，例如感到伤心或易怒。同时，他们的行为也可能会有所变化，往往体现在食欲、能量水平、睡眠模式和学业表现方面。如果上述方面出现异常，务必警惕青少年抑郁的可能性。

在一个平常的下午，阳光明媚，小鸟欢唱，但是小杰却觉得世界失去了色彩。他常常会无缘无故地感到心情沉重，就像有一块巨石压在他的胸口，让他喘不过气来。曾经让他心花怒放的足球和漫画，现在都不再能引起他的任何兴趣。这种心情的变化已经持续了两个多星期，而且似乎没有任何改善的迹象。

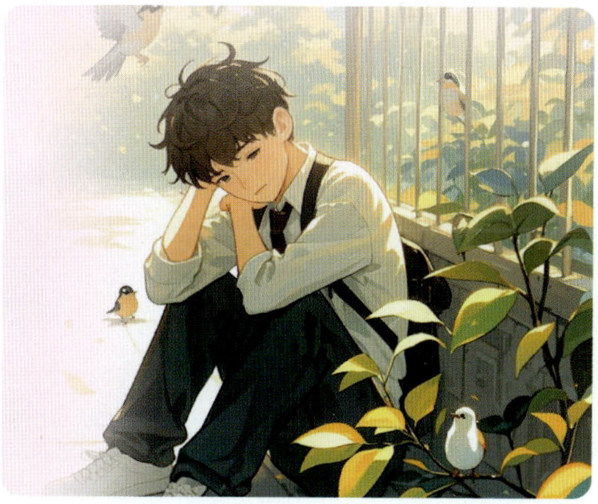

② “抑郁”通常指一种较为持久的情绪低落、兴趣减退等症状群，但不一定达到临床诊断标准。大多数时候，通过休息、倾诉或适度放松活动，个人情绪可能逐渐改善。这更像是一种需要警惕的“情绪警报”，提醒我们注意调整生活节奏和心理状态，但尚未上升至严重疾病层面。

小杰的情况并不少见，许多孩子都可能会经历类似的情绪波动。那么，我们要如何识别这种可能与抑郁症相关的情感变化呢？主要有以下迹象。

- 情绪的低谷

抑郁症的一个明显标志就是情绪的变化。患者可能会突然感到悲伤或绝望，而且这种感觉会持续很长时间，至少两周。

- “喜欢”变得“不再喜欢”

患者可能会失去对通常喜欢的活动的兴趣，如玩游戏、画画或者和朋友们出去玩。

- 生气的“小火山”

患者会变得容易生气，有时候甚至会因为一点小事就暴跳如雷。

- 活力的流失

患者可能会感到疲惫不堪，就连简单的事情也提不起劲去做。

- 心灵的迷雾

患者可能会发现很难集中注意力，做决策也变得困难重重。

- 学习的困境

患者可能会觉得学习变得异常艰难，无法理解和记住知识点。

- 自我评价的下降

患者可能会对自己产生负面的评价，觉得自己一无是处。

- 社交的障碍

患者可能会觉得和朋友交谈变得困难，甚至会避免与他们见面。

- 食欲的变化

患者可能会食欲不振或者暴饮暴食。

- 体重的浮动

患者可能会发现体重有明显的增加或减少。

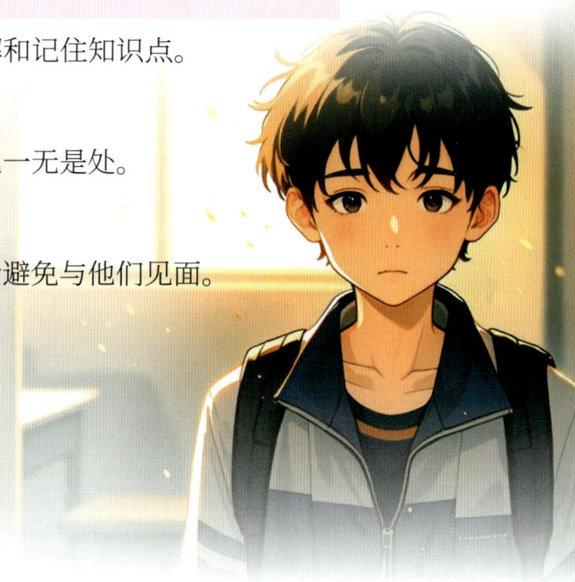

● 疲惫的身影

即使睡了很长时间，患者也可能会感觉疲劳不堪。

● 黑暗的念头

最糟糕的是，患者甚至可能会有自杀的念头。

然而，有些时候，抑郁症可能会呈现出不同寻常的形式，这被称为“非典型抑郁症”。例如，一些孩子可能不再期待过去喜欢的事物，但也仍能享受它们。这可能会误导家长，使他们认为孩子只是不愿意合作，而忽略了孩子可能正面临抑郁症的严重问题。

有时候，生活中的重大损失，例如亲人的离世，可能会触发抑郁症，特别是对于有抑郁症病史的孩子。这些情境和情感的变化为我们提供了一种理解和识别抑郁症的重要途径，也为家长和老师们提供了一种更为实际和有效的应对策略，以帮助儿童和青少年走出抑郁症的阴霾，重新找回生活的阳光和色彩。

抑郁症是一种内化的疾病，即一种扰乱患者情感体验的疾病，而不是一种以破坏性或问题行为为特征的外化疾病。因此，患者本人及其周围的人经常需要一段时间才能意识到抑郁症造成的干扰。

“暴躁”背后的抑郁世界

我们常常将抑郁画成一张蒙着阴影的脸，满是“悲伤”和无尽的“低落”。然而，对于儿童和青少年来说，这幅画面可能还会包含“愤怒”的色彩。是的，抑郁的孩子可能会总是处在紧绷的情绪中，忍受着愤怒的煎熬，而不仅仅是悲伤。

● 如何判断孩子的易怒是否与抑郁有关？

一般而言，正常的易怒是间歇性的，并且通常是对特定刺激的反应。有时孩子可能会在家里感到暴躁，但在学校或与朋友在一起时则不会，或者他们可能会在早上感到暴躁，随后情绪逐渐好转。然而，如果他们的易怒贯穿于每个时刻和地点，那么他们很可能正在与抑郁作斗争。

● 深入抑郁的核心

要确诊为抑郁症，孩子还需要展现出其他抑郁的典型症状，例如对曾经喜爱的活动失去兴趣、缺乏活力、改变饮食和睡眠习惯等。如果孩子虽然易怒，但仍然精力充沛，那么他们的问题可能更倾向于焦虑。

● 寻求帮助

如果您发现您的孩子变得异常易怒和愤怒，首先，要尽量和他们进行对话，探究他们心中是否有什么困扰或不安。倾听他们，不要带着评判。如果他们的情绪似乎是广泛和持续的，而不仅仅是对某一事件的反应，那么请及时寻求心理健康专家的帮助。

有观察表明，许多儿童和青少年似乎总是处于一种紧张和烦躁的状态。他们常常显得有些沮丧，仿佛他们的心中充满了未发泄出来的情绪。对于某些抑郁的孩子来说，易怒似乎替代了抑郁的典型症状——悲伤；而对于其他孩子，愤怒和悲伤可能交替出现。很多情况下，孩子似乎同时经历这两种情绪。他们似乎无法体验到任何积极的情绪，总在易怒和低落的情绪之间摇摆。

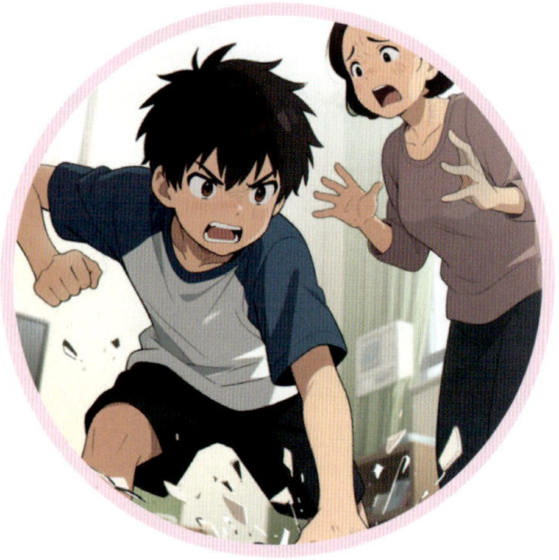

对于父母来说，理解孩子的愤怒背后可能隐藏着更深的情感很重要。有时，无论是对于大人还是孩子，发怒可能比表达悲伤和失落更容易，因为愤怒通常是对外界的一种反应。与其直接表达内心的痛苦和悲伤，不如向外界展现愤怒更加简单、直接。这就是为什么那些实际上深感悲伤的孩子会更多地表现出愤怒。所以，当我们看到一个经常生气的孩子，愤怒可能是一种掩盖他更深层次痛苦的“二级情绪”。

案例故事

小萱是一个 14 岁的女孩。最近，她变得异常暴躁，容易发火。每当她的父母问起她学校的事情或日常生活时，她总是以冷漠和愤怒回应。有一天，她甚至在和同学的一点小争执中，突然爆发，猛地将书扔到了地上。

小萱的成绩开始下降，她对一直喜欢的舞蹈也渐渐失去了兴趣，总是待在自己的房间里，不愿意与人交流。她变得更加孤立和沉默，面无表情，几乎每天都在房间里默默哭泣。她的食欲减退，每晚都辗转反侧，难以入睡。

一天下午，小萱正在上舞蹈课，一位同学不小心踩到了她的脚，她突然爆发了。她大声尖叫，怒气冲冲地离开了舞蹈房，把舞蹈鞋扔得远远的。她的脸色通红，眼中满是愤怒的泪水。班上的其他学生都被她突如其来的愤怒惊呆了。

小萱的父母开始为她的行为和情绪变化担忧。他们试图与她沟通，但小萱总是用尖锐的言语将他们推开。然而，他们并没有放弃，而是继续耐心地尝试与她交流，努力理解她内心的想法和困扰。

经过一段时间，小萱终于开口，她说她感到被所有人遗弃和误解，觉得自己一无是处。她的愤怒和易怒，实际上是她内心深处无法表达的痛苦和悲伤的体现。她深深地觉得无法摆脱这种困境，生活变得毫无意义和乐趣。

小萱的父母带她去看了心理医生，医生诊断她患有抑郁症。她开始接受治疗，同时，她的父母也更加努力地支持她，尽他们所能给她带来爱和理解。虽然康复的过程是艰难的，但小萱逐渐学会了更好地理解和管理她的情绪，并开始重建她的生活。

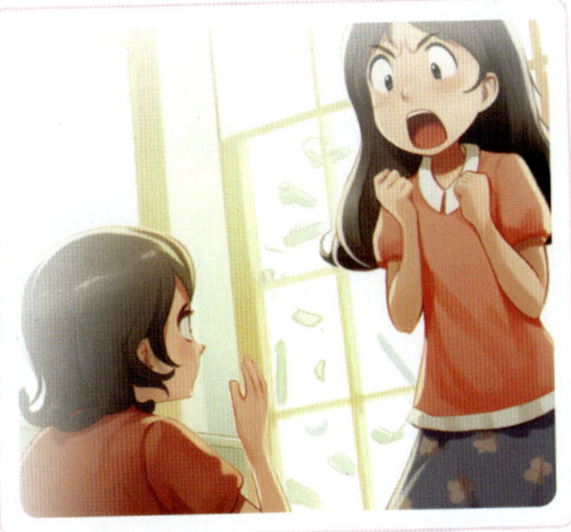

抑郁与焦虑的双重漩涡

在青少年的成长旅途中，抑郁和焦虑往往如影随形，它们不仅是心灵的负担，也可能是相互缠绕的困境。识别和理解这两种情感困扰的交织，是迈向心灵健康的重要一步。

●两种心境的交汇处

当抑郁的阴霾笼罩下来，焦虑往往在不远处徘徊。一个正处于抑郁中的青少年可能会逐渐感受到焦虑的侵扰，往往需要分别面对和治疗这两种不同的情感困境。这种情况的发生，往往是由于抑郁让青少年的心境变得消极，对未来感到不确定，甚至对自我产生怀疑。在这样的情况下，焦虑就像是在肥沃的土地上快速生长，为青少年的心境带来双重的困扰。

●潜在的危机

与青少年的抑郁和焦虑密切相关的两个严重问题是自杀的念头（或行为）以及物质滥用。在 15~24 岁的青少年和青年中，自杀已成为第三大死亡原因。令人痛心的是，大多数选择结束生命的孩子，都曾经面对精神健康的挑战，尤其是那些选择将抑郁和焦虑隐藏于心底、不与家人和朋友分享的青少年。即使青少年选择沉默，我们也要学会观察他们行为和生活习惯的变化，例如社交退缩、学业成绩的下滑以及对于曾经喜爱的活动的兴趣丧失。

●物质滥用的阴影

事实上，许多陷入物质滥用困境的青少年，背后往往伴随着精神健康问题的影子。焦虑和抑郁是其中最常见的“搭档”，它们往往推动青少年寻找不健康的途径来缓解内心的痛苦。这也凸显了及时识别和治疗这些心境困扰的重要性，这不仅可以帮助青少年走出困境，也可以预防更严重问题的发生。

在这个过程中，家庭、学校和社会的支持将会是宝贵的资源，帮助他们安全渡过这个心灵成长的重要阶段。

抑郁症的隐忧

在这个多彩的世界里，每个孩子都应该享有无忧无虑的快乐时光。然而，抑郁症这个隐形的怪兽，却悄悄潜入了一些孩子的生活，不仅仅带给他们心灵上的阴影，还可能揭开其他心理健康风险的噩梦之门。

抑郁症不仅是个体的困境，更是一个家庭、一个社会应当关注的问题。因为，抑郁症可能是更多心理健康问题的开端，如焦虑症、药物滥用和惊恐障碍。更令人揪心的是，它可能会导致孩子走上绝望的道路，尝试自杀。这是一个不能忽视的严重问题。

如果您的孩子或身边的青少年展现出自杀倾向，这是一个紧急信号。在这种情况下，请立刻拨打北京心理危机研究与干预中心的自杀与危机干预热线：800-810-1117（座机，全国热线）；010-82951332；010-82951150，或在紧急情况下拨打 110。每一秒都很重要，不要犹豫，立刻采取行动！让我们共同守护孩子的生命和心灵，帮他们重新找回快乐的生活。

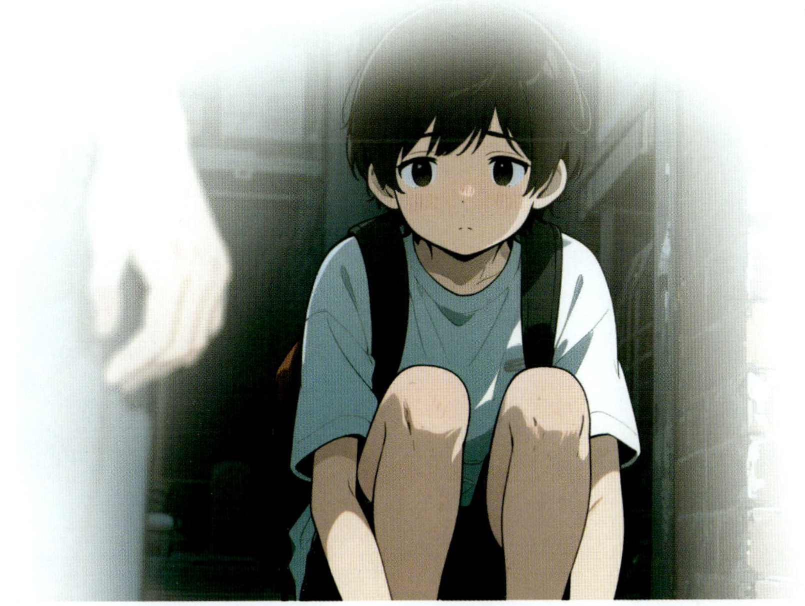

为什么早期干预至关重要

在青少年时期，抑郁并不是一个遥远的词。当它悄无声息地降临，不仅会带来无尽的痛苦，还可能牵连出一连串影响深远的问题。想象一下，一个原本充满活力的少年，因为抑郁的阴影而变得沉默寡言，脸上失去了往日的笑意。

抑郁症带来的压力不仅仅是个人的痛苦。它的影响像是一张张连锁反应的多米诺骨牌，一推就倒。抑郁的伴随症状包括低能量和注意力无法集中，这两个似乎微不足道的变化，却可能对青少年的社交和学业生活造成重大的影响。

让我们从学业影响开始说起。您能想象那种日复一日在学校里挣扎，试图抓住溜之大吉的知识点，却始终无法集中精力的痛苦吗？成绩的下滑不仅仅会削弱青少年的自信心和自我认同感，还可能为他们的未来蒙上一层阴影。如果这种状况持续下去，他们的梦想和未来可能会变得遥不可及。

然而，在青春的旅途中，社交能力和学习能力是同等重要的。缺乏社交技能的青少年，不仅会发现自己在与同龄人的互动中步履维艰，还可能感到深深的孤独和不被理解。这种情境不仅可能加剧他们的抑郁症状，还可能让他们感觉到与世界的隔阂越来越深。

早期的干预不仅可以帮助他们及时识别和处理抑郁，还可以为他们的学业和社交能力提供必要的支持。通过合理的治疗和指导，我们可以帮助青少年重新找回自信，开启他们人生的新篇章。

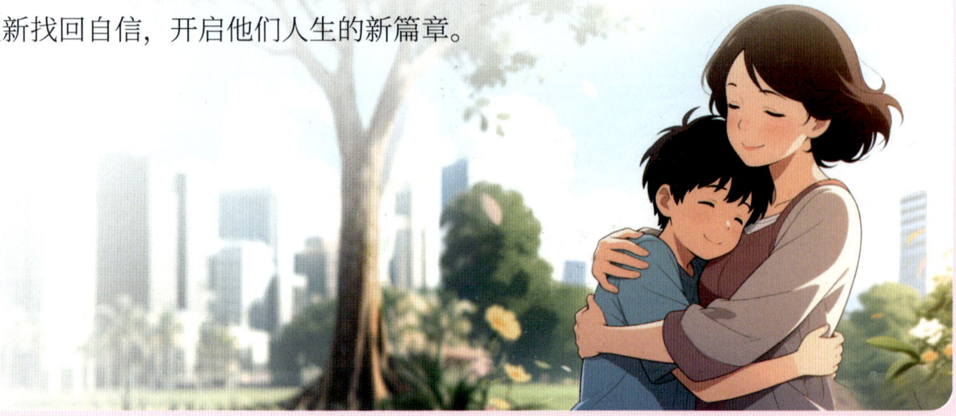

第二部分

抑郁症的表现形式与影响因素

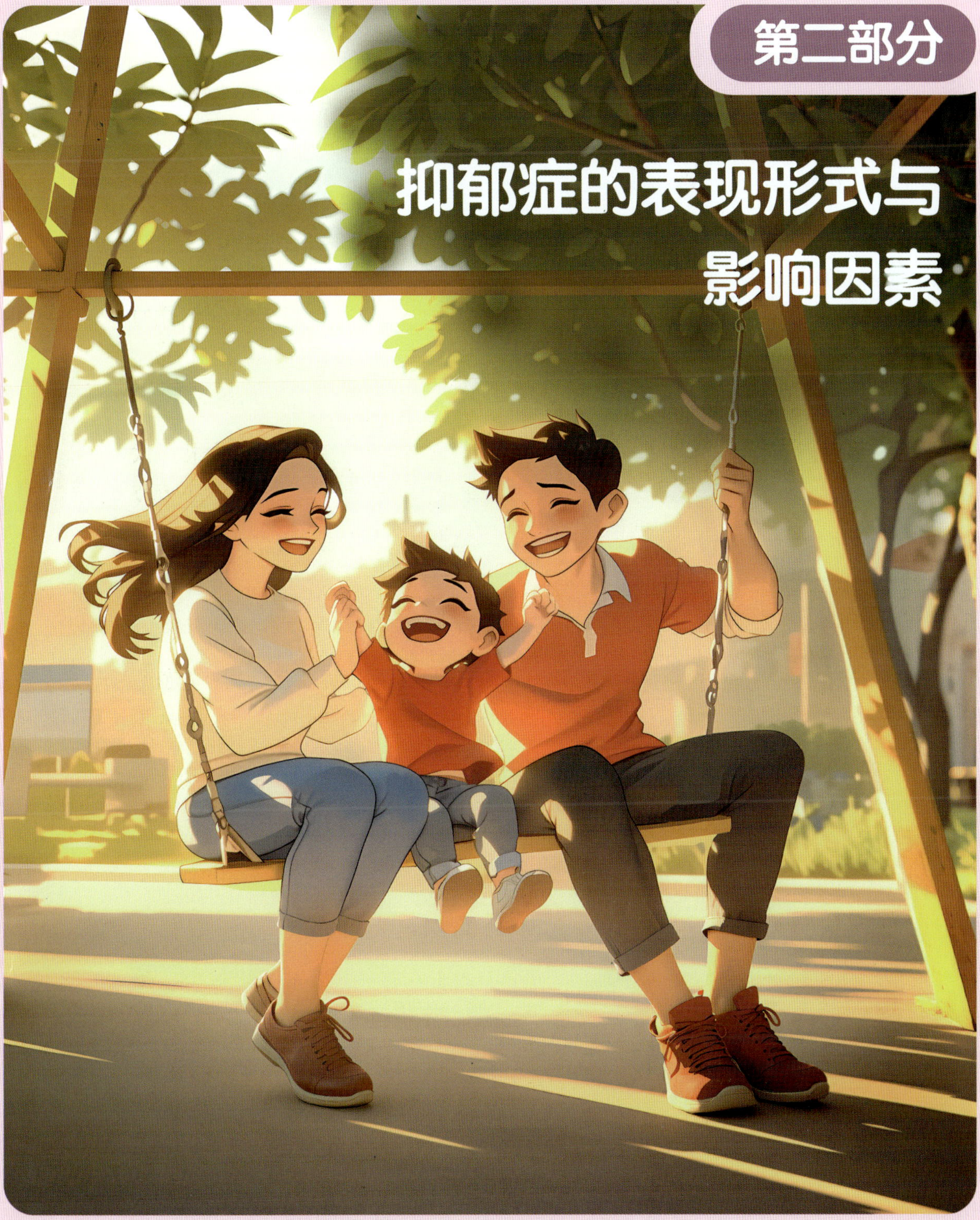

不同群体的抑郁表现

不同年龄段，抑郁症的表现有何不同

抑郁症的阴影不分年龄，它悄悄降临，却在不同年龄段呈现出不同的面貌。它的面貌可能表现为一个孩子突然间的暴躁，也可能表现为一个青少年不再愿意与朋友相聚。了解这种隐秘而复杂的情感障碍在不同年龄阶段的表现，能帮助我们及时发现和应对，为孩子铺设一条走出困境的道路。

● 人群中常见的忧郁状态

抑郁症的常见表现是深深的忧郁和悲伤，它会让我们失去对往日喜爱的事物的兴趣，变得食不知味、夜不能寐、与世隔绝，甚至心生绝望。患者可能每天都会感受到这些空虚和绝望，无论老少。

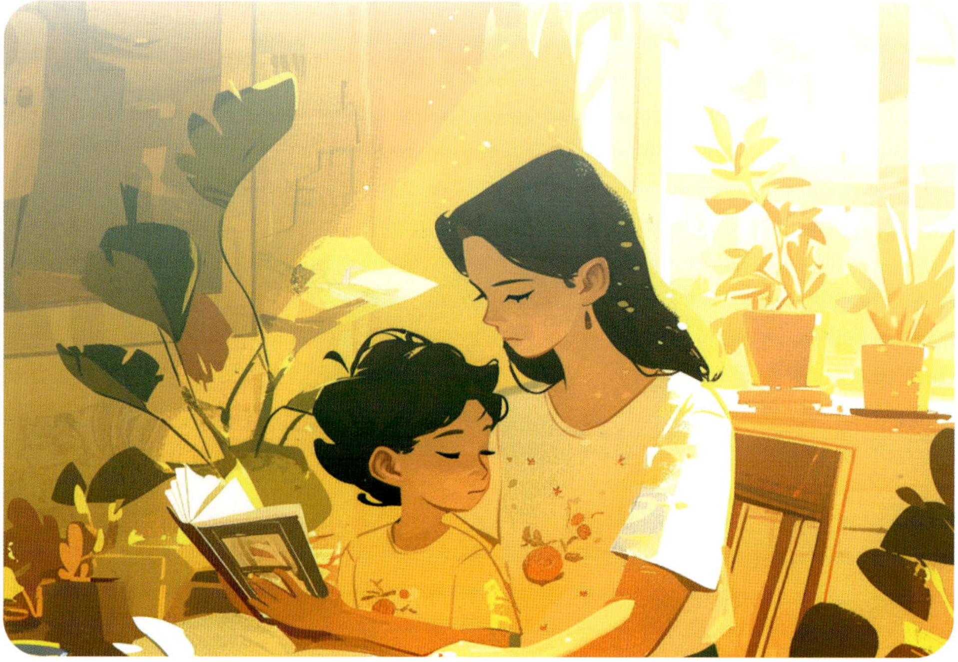

●儿童抑郁症的警示信号

在儿童的世界里，观察孩子的行为变化是发现抑郁症的关键。

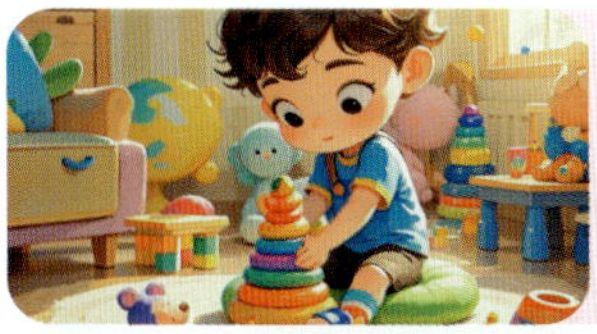

行为的突然变化。例如，一个过去总是喜欢整理玩具的孩子，突然之间不再整理，玩具变得杂乱无章。

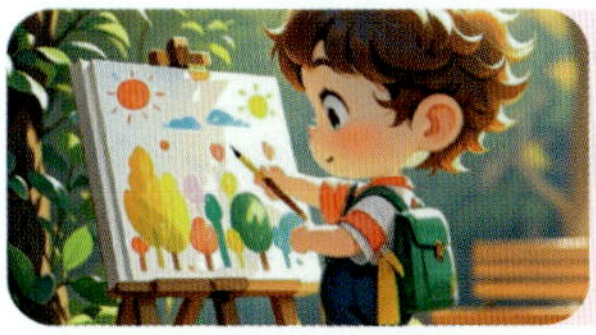

对过去喜爱活动的兴趣减退。例如，孩子可能会突然不想参加之前喜欢的绘画或音乐课。

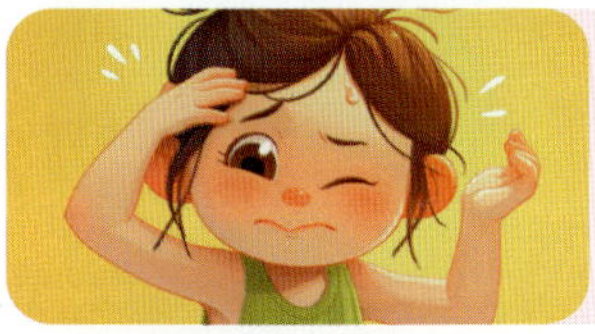

身体不适的频繁出现。虽然偶尔的腹痛和头痛可能只是正常的生理现象，但是如果这些症状突然频繁出现，可能意味着孩子的情绪有所变化。

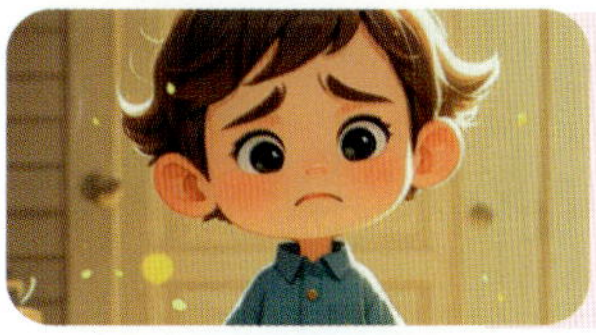

学习和社交的明显变化。例如，过去学习成绩优异的孩子，成绩突然下滑，或者变得不愿意与同学交往。

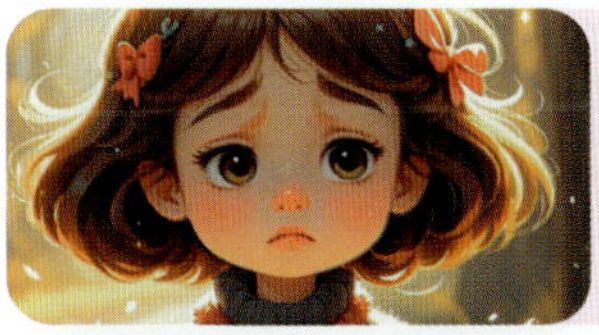

对错误的过度反应。例如，孩子对于一个小错误感到非常沮丧，或对批评反应过度。

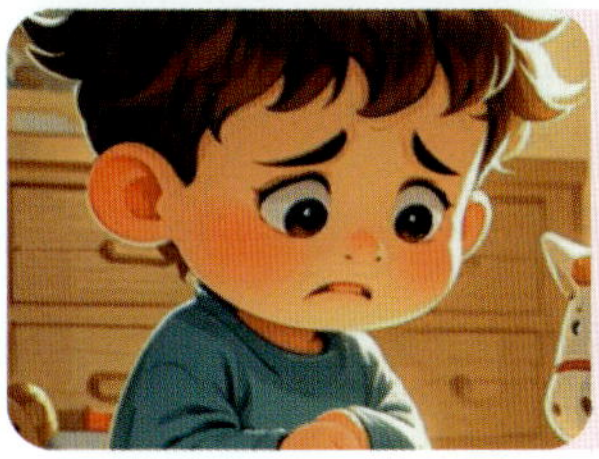

退缩和消极的言语。当孩子经常发出“我不想要”或“我不能”的信号时，这可能意味着他们正在经历某些情感上的困扰。尤其是当这种改变发生在一个过去总是充满乐趣和活力的孩子身上时。

●青少年抑郁症的多面展现

青少年时期是情绪波动较为频繁的阶段，这也让抑郁症的识别变得相对困难。通常情况下，偶尔的情绪波动不会引起过多关注，但如果青少年变得比过去更易怒，几乎每天的情绪都不稳定，这可能是抑郁症的一个警示信号。

与年幼儿童相似，青少年抑郁症的一个主要表现是社交隔离。社交隔离可能不仅仅表现为长时间待在房间里，如果一个青少年过去放学后常常与朋友聚在一起，但如今放学后突然开始直接回家，这种变化就值得关注。虽然青少年之间的友谊问题并不罕见，但如果他们表示“我和某某不再是朋友了”，可能需要进一步了解和探讨。

在学校表现方面，如果青少年突然在过去表现良好的科目上得到较差的评分，并且他们对此解释为感到疲劳或无法集中注意力，这可能是抑郁症的一个迹象。

值得特别关注的是自伤行为，割伤是其中最常见的形式。青少年可能会因为极度的痛苦而割伤自己，以此来暂时摆脱困扰他们的问题。

最严重的情况是，如果青少年正在考虑自杀或试图自杀，父母听到他们谈论死亡、表达消失的愿望或是有自伤的行为，最重要的是要认真对待，并与他们坦诚交谈。虽然许多人担心谈论自杀会使问题恶化，但实际上，开放的交流能帮助青少年表达他们的感受，并帮助父母准确地评估他们是否有自伤风险，是否需要立即干预。

此外，物质滥用也可能是青少年抑郁症的一个表现。了解青少年滥用物质的目的是非常重要的，这可以帮助判断其行为是否与抑郁症有关。例如，他们是否试图通过吸烟或喝酒来寻找快乐？他们是否试图逃避什么？如果物质滥用成为他们寻找快乐的唯一方式，这可能意味着他们可能正遭受抑郁症的困扰。

青春期女孩为何更容易情绪多变

不同性别的孩子都可能经历抑郁和焦虑。但在青春期，女孩被诊断为情绪障碍的可能性要大得多。在青春期之前，男孩和女孩的情绪障碍患病率大约相同，为 3%~5%。但到了青春期中期，女孩被诊断为情绪障碍的可能性要比男孩高出两倍多，患病率达到成年水平，为 14%~20%。

为什么男孩和女孩在情绪障碍方面会有如此大的差异？神经影像学研究发现，女孩和男孩处理情绪刺激的能力存在差异。女孩在情绪认知方面比男孩成熟得更快，而更高的情绪认知水平可能使个体更容易患上抑郁症和焦虑症。

这种青春期的性别差异可能可以追溯到进化优势：女孩可能会更早地将注意力集中在处理情绪刺激上，因为这有利于抚养婴儿和维系部落成员之间的关系；而男孩主要承担猎人和保护者的角色，对他们来说，情绪反应能力可能是一个重要但并非必要的特征。当然，在现代社会里，两性的社会分工已经变得更加多样化。

● 青春期女孩的抑郁与焦虑

在青春期，一些原本开朗、热情的女孩可能会逐渐变得沉默、忧虑，甚至对曾经喜爱的活动失去兴趣。抑郁和焦虑常常如同交织的细线，一点点拉紧孩子的心，让她变得易怒、悲伤，甚至在食欲、精力、睡眠和学业上出现问题。这种内心的低落与紧张不一定直接呈现为外显的行为，有时只是静静地潜伏在眼神的闪躲、语气的犹豫以及对社交活动的逃避中。所以，我们需要更加细心观察，更加深入了解。

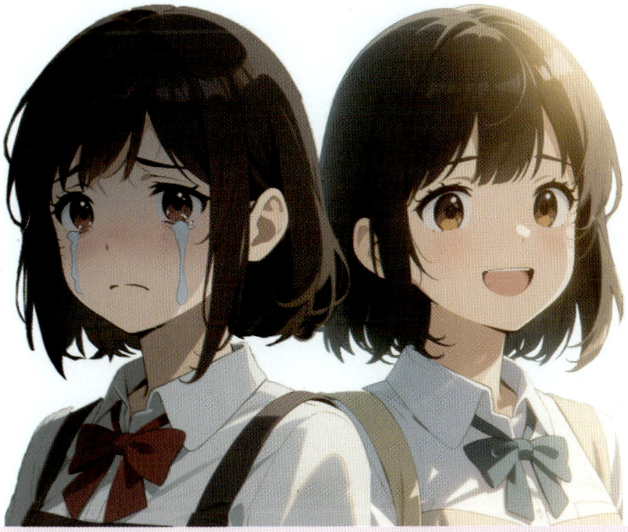

案例故事

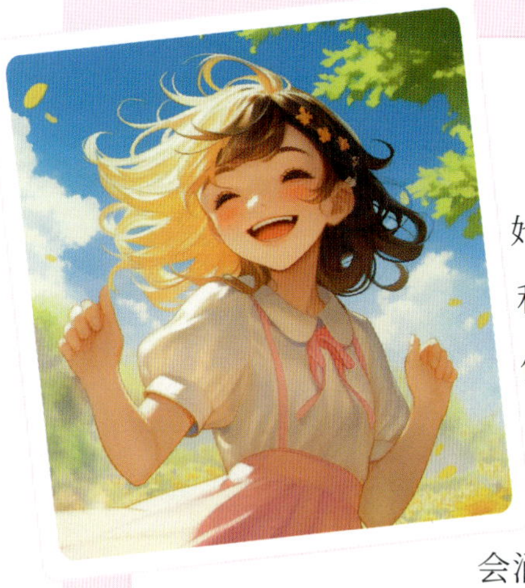

小悦，14 岁，总是爱笑，喜欢穿她最爱的粉色连衣裙，喜欢跳舞、画画，以及和她的 3 个最好的朋友在周末一起到公园玩耍。但是，近一年来，这些活动似乎都变了味道。

小悦开始变得不再那么喜欢和朋友出去玩了。每当被邀请参加聚会或活动，她的心中都会涌现出一连串的疑虑：如果我去了，大家会不会注意到我脸上的瑕疵？我的舞蹈是否不够好，会被人嘲笑？这些不断涌现的焦虑思绪，像一团紧绷的线，束缚着她。

有一次，在学校艺术展览上，小悦的画作被评为最佳作品。所有的人都在为她鼓掌，但在欢声笑语中，小悦却感到了前所未有的恐惧。她担心下一次的画作是否还能得到如此的赞誉，或者人们会对她有更高的期待，而她却可能满足不了。

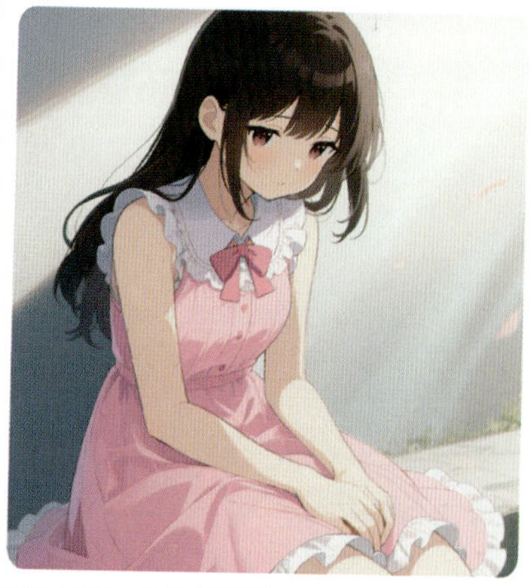

小悦的妈妈开始注意到了她的变化。她发现小悦不再像以前那样开朗，而是选择在自己的房间，回避与外界的接触。当被问及原因，小悦只是低着头，说：“我害怕，妈妈，我害怕我做不好。”

焦虑，一种可以追溯到人类原始时代的自然反应，是我们大脑的一种保护机制，它使我们在面临威胁时保持警觉。在青春期，像小悦这样的女孩可能会在抑郁的低潮中同时感受到焦虑的煎熬。这两种情绪障碍就像一对“难兄难弟”，彼此推波助澜。长期的焦虑使她们过度担心未来的失败、他人的眼光，进而导致持续的心情低落与失落感。正如我们在小悦的故事中所见到的，当这种状态长期存在，不仅会影响学业、社交和日常生活，还会削弱内心的自信和力量。并且，这种情绪状态并不是个人意志力不够或“爱想太多”的结果，而是一种复杂的心理健康问题。面对这些症状时，家长和老师应更加关注她们的细微变化，倾听孩子内心的声音，适时寻找专业帮助。通过理解、支持与科学干预，抑郁与焦虑交织的阴影将慢慢散去，让青春期的女孩重新找回内心的宁静与光明。

●进食障碍和自我伤害

青春期女孩还可能面临其他心理健康问题，如进食障碍和自我伤害行为。这些问题可能会与焦虑和抑郁重叠，但它们并不总是由抑郁直接导致的。例如，小悦可能由于焦虑而采取一些极端的饮食行为，试图通过控制食物摄入来获得控制感；或者，她可能会转向自我伤害行为，试图通过身体的痛苦来分散她的心理痛苦。

对于青春期女孩面临的这些问题，治疗和理解的方式需要多样化。心理治疗可以帮助青春期女孩了解和管理她们的情绪，药物治疗可以帮助她们控制与这些问题相关的生化反应。例如，对于像小悦这样的个体，认知行为疗法可能会帮助她识别和挑战她的负面思维，药物可能会帮助她管理她的生理反应。这种综合方法将有助于她更好地应对日常压力，减轻心理和生理的症状。

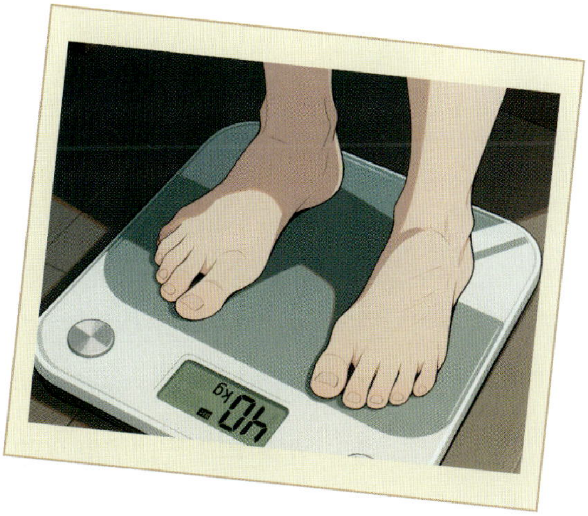

抑郁的影响因素

父母的抑郁如何影响孩子

当父母受到抑郁的困扰时，他们会感到悲伤、无力，难以享受与孩子共度的时光，让育儿变得更加艰巨。一些父母可能会在孩子出生时就开始遭受抑郁的侵扰，而有些人则可能在孩子长大一些后才开始感受到。

育儿本身就充满了挑战，但是抑郁让这些压力超出了常人的承受范围。抑郁可能会导致父母与孩子之间的情感联系变得乏味和单调，并影响父母的自尊心。一旦自尊心受挫，抑郁症状会变得更加严重。对于孩子来说，父母的抑郁可能会导致他们不得不承担过多的责任，特别是对于年龄较大的孩子。他们可能不得不早熟，最终失去了应该属于他们的童年时光。

案例故事

抑郁阴霾下的亲子之爱

小梅是一个善良聪慧的小女孩，她的生活原本充满了爱与欢笑。然而，自从小梅出生后，她的妈妈就常常沉浸在一种深深的悲伤中。这个悲伤的阴霾名叫抑郁症，它让小梅的妈妈无法感受到生活中的快乐，甚至连小梅的笑声也无法穿透她心中的黑暗。

小梅的妈妈由于抑郁症的困扰，变得无法照顾小梅，无法参与到她的成长中。她看着小梅一天天长大，心中却充满了无尽的自责与痛苦。她觉得自己成了家庭的累赘，甚至有时会觉得，如果她消失了，或许对小梅和爸爸会更好。

小梅和她的爸爸看着妈妈的痛苦，心如刀绞。他们开始尽全力去学习如何帮助妈妈走出这片黑暗。他们一家三口一起寻找治疗抑郁症的方法，一起参加心理咨询，一起努力学习如何更好地理解与支持妈妈。

小梅成了妈妈的小小守护者。她学会了如何与妈妈沟通，如何让妈妈感受到爱与温暖。小梅的爸爸也成了家庭的坚强支柱，他用无尽的爱与耐心支持着小梅的妈妈，帮助她一天天走向康复。

经过无数个日夜的努力和治疗，小梅的妈妈终于开始慢慢走出抑郁的阴霾。她开始重新学会享受与家人共度的时光，重新学会爱与被爱。这一切的转变，都离不开小梅和爸爸无私的爱与不懈的努力。

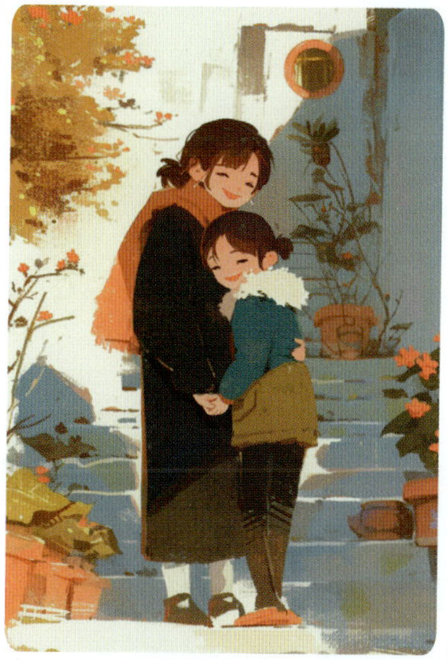

抑郁症是一场艰苦的心灵之战，但只要有爱，有希望，有正确的治疗与支持，每个人都有走出抑郁阴霾的可能。对于小梅来说，她在成长中虽然饱受困苦与挑战，但也学会了无私、爱心与坚韧，这些品质将伴随她走向更加美好的未来。

记住，抑郁并不代表您无法成为一位好父母。寻求帮助，找到支持和治疗，您和您的孩子都可以走出抑郁的阴影，重拾对生活的热爱与希望。

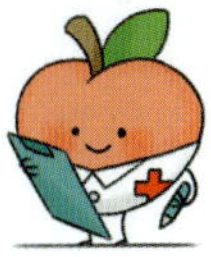

使用社交软件是否会导致抑郁症

使用社交软件会使孩子变得不快乐吗？越来越多的证据表明社交软件和抑郁症之间存在关联。研究表明，过去10年，抑郁症在青少年和青年人群中变得越来越普遍。与此同时，社交软件的使用也在增加。很难肯定地说社交软件是抑郁症的成因，但使用社交软件可能会以多种方式伤害孩子。

●满足感的缺失

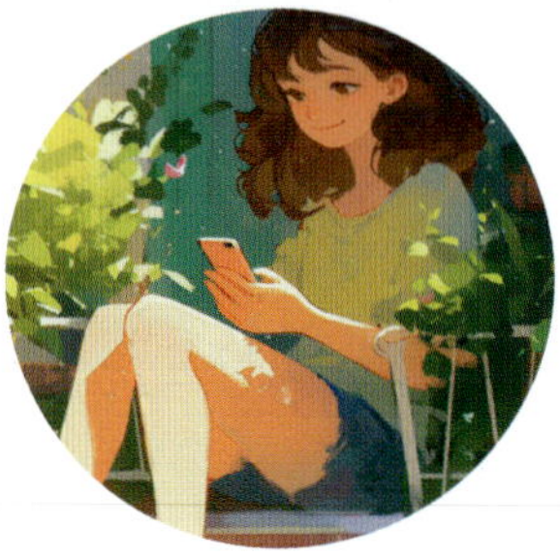

与现实生活中的社交互动相比，电子设备上的朋友互动似乎提供不了那么多满足感，这是一种可能的原因。例如，2018年发表的一篇论文指出，那些每天使用社交软件超过3小时的人感到孤独的概率比那些每天使用社交软件不到半小时的人高得多。

那些感到孤独的人可能会更多地使用社交软件，试图缓解这种感觉。但其他研究发现，那些在社交软件上花费时间超过平均水平的人比那些花费时间低于平均水平的人更有可能在接下来的一年中发展出严重的抑郁症症状。

●自尊心降低

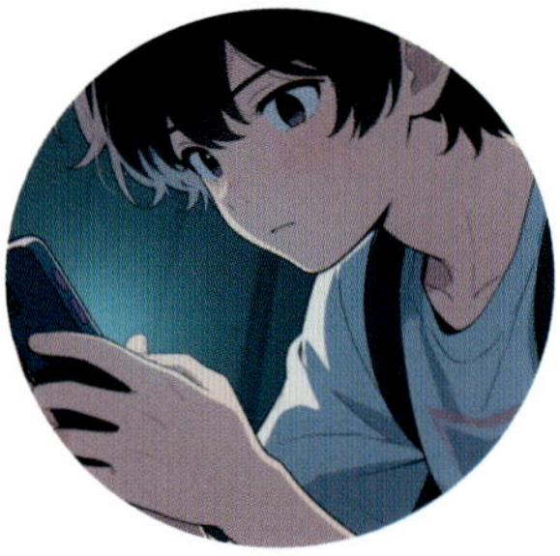

研究发现，对自己的身体感到不满意的青少年更容易受到他们在社交软件上看到的照片的负面影响。一项研究发现，当女孩看到自己被描述为“过胖”的照片时，她们对自己的身体评价会下降。而另一个研究发现，那些经常在社交软件上查看别人的照片的女孩往往对自己的身体不满意，无论这些照片是真实的还是经过修改的。

●参与健康活动的时间减少

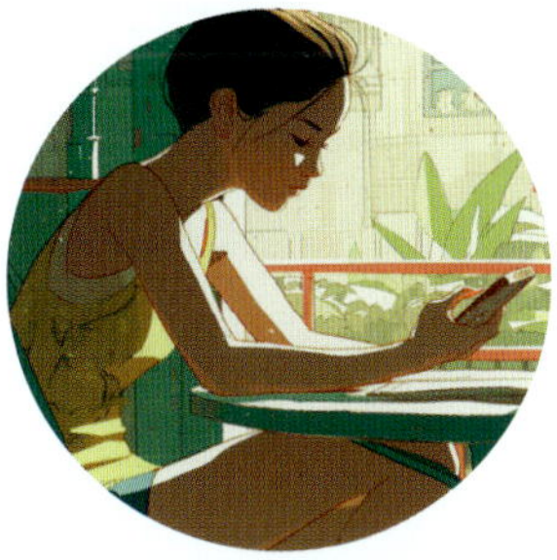

使用社交软件可能减少进行锻炼和其他健康活动的时间。例如，一项针对 8000 名青少年的研究发现，那些每天玩电子游戏或使用社交软件超过 5 小时的人比那些不到 1 小时的人体重增加的概率高 30%。而另一项研究发现，一个人每天的屏幕使用时间每增加 1 小时，锻炼时间平均减少 7 分钟。

●注意力分散

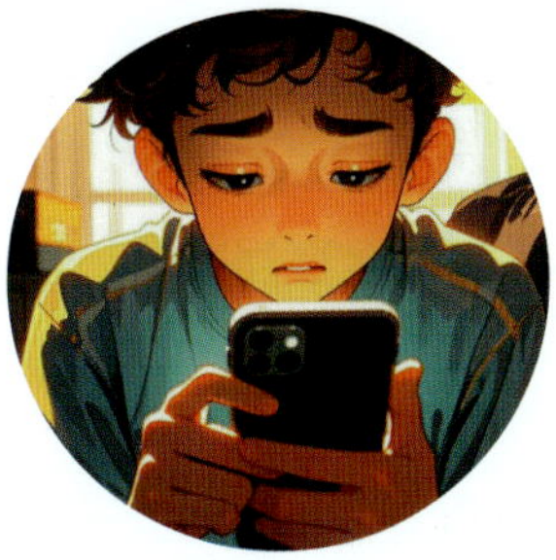

社交软件也可能分散对学校工作的注意力，这可能增加孩子的压力。例如，一项针对 500 名大学生的研究发现，那些在学习时使用社交软件的人得到的分数较低，而那些在学习时不使用社交软件的人得到的分数较高。

●睡眠剥夺

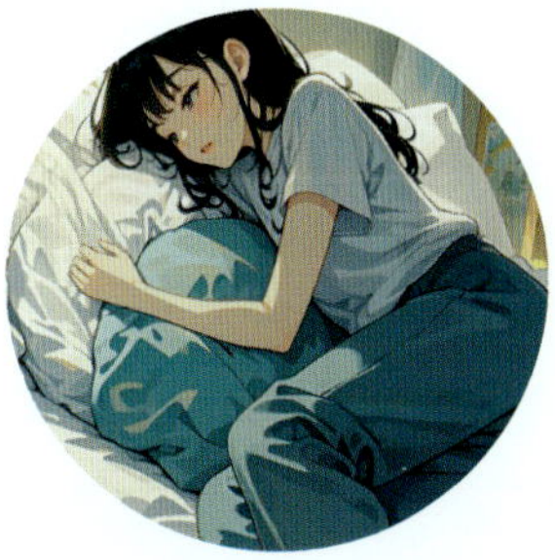

很多青少年都会在晚上使用社交软件，这可能会影响他们的睡眠。例如，一项针对 1600 名中学生的研究发现，那些每晚使用社交软件超过 3 小时的人比那些每晚使用社交软件不到半小时的人失眠的概率高得多。

失眠和抑郁症之间的关系已经得到了很好的证实。多项研究都表明，失眠的青少年比没有失眠的青少年更有可能出现抑郁症状。

家长可以采取以下几种策略来帮助孩子减少社交软件的负面影响。

- **监督并引导**

家长应该监督孩子的社交软件使用，并引导他们养成健康的使用习惯，例如定期关闭通知，减少使用时间。

- **鼓励孩子参与线下活动**

家长可以鼓励孩子多参与线下活动，如运动、阅读和参加社交团体，来培养他们的社交能力和兴趣爱好。

- **设立规则**

家长可以与孩子共同制定规则，例如晚上不使用手机，以确保他们能够得到足够的睡眠。

- **以身作则**

家长自己也应该减少屏幕使用时间，为孩子树立正确使用社交软件的榜样。

尽管当前的研究并不能直接证明社交软件使用是导致青少年抑郁症增加的唯一原因，但它确实表明了两者之间存在一定的联系。通过了解这些影响，并采取积极措施来引导青少年正确、健康地使用社交软件，我们可以帮助他们降低患上抑郁症的风险，促进他们的身心健康发展。如果孩子出现抑郁症的迹象，应该及时寻求专业帮助。

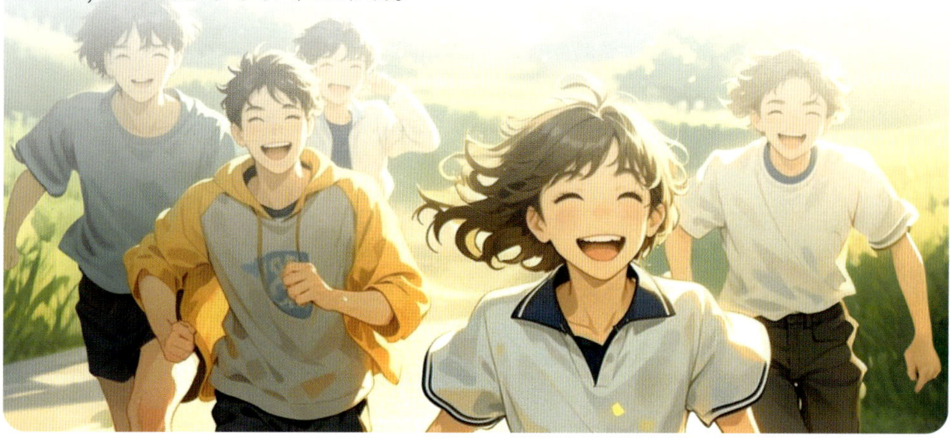

第三部分

抑郁症的干预方案

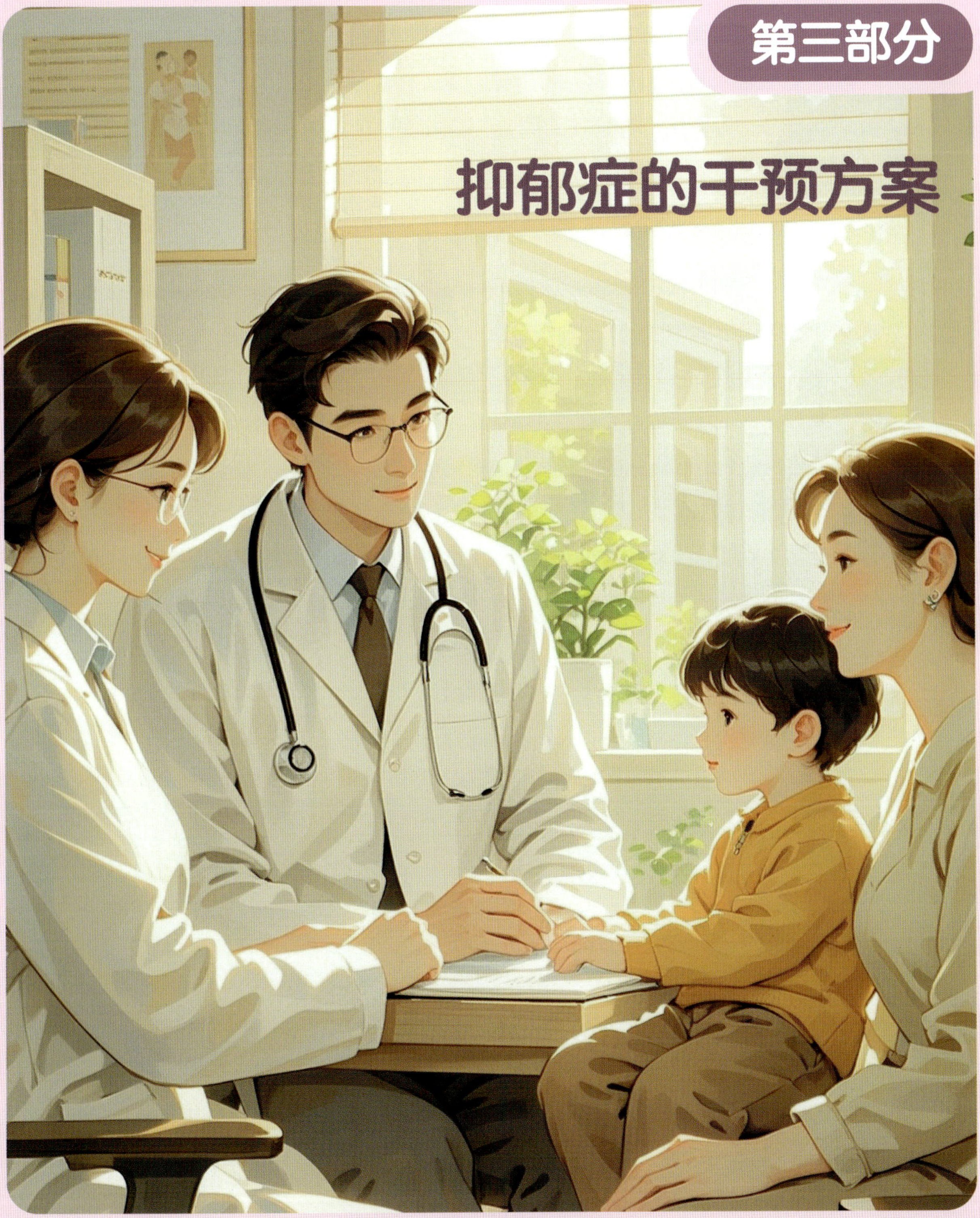

抑郁症的诊断

抑郁症，不仅仅是一时的情绪低落，它需要医疗专家的诊断和帮助。在这个过程中，医生会与孩子深入交谈，了解他们的感受，同时也会与家庭成员及孩子生活中的其他成年人沟通，以收集更多有用的信息。

常见的抑郁症类型

●重性抑郁障碍

当一个孩子的心情大部分时间都处于低落状态，并且这种情况已持续了至少两周时，他们可能面临着重性抑郁障碍的挑战。除了心情的低落，他们还会表现出其他一些症状，这些症状让他们觉得与过去的自我大为不同。

●持续性抑郁障碍

如果孩子在长达一年的时间里，大多数时候都感觉沮丧或烦恼，并且至少有两种症状影响到他们的日常生活，他们可能正在经历持续性抑郁障碍的困扰。

食欲的变化：是不是突然不想吃东西，或者变得贪吃起来？

身体的疲惫：是不是总觉得没力气，或者变得懒惰？

睡眠的困境：是不是夜里总是辗转反侧，难以入睡？

注意力的流失：是不是变得很难集中精神？

决策的困扰：是不是感觉做决策变得艰难重重？

自我评价的降低：是不是总是看不到自己的优点？

在经历持续性抑郁障碍的过程中，孩子有时会遭遇更为严重的抑郁发作。虽然有时他们的情况会稍有改善，但症状不会在短短两个月内完全消失。在一些特定情况下，他们可能会被诊断为重性抑郁障碍。这时，医生会将其诊断为“间歇性重性抑郁发作”的持续性抑郁障碍。如果这种严重的抑郁症状持续超过 1 年，医生会更改诊断为“持续性重性抑郁发作”的持续性抑郁障碍。

其他可能导致症状的原因

医生还会探查是否有其他可能导致孩子症状的原因，如药物的副作用、其他精神健康问题，或者一些躯体疾病（如糖尿病和甲状腺功能减退症）。

从临床医生那里可以获得什么

在心灵的康复旅途中，与临床医生建立信任和理解的桥梁是不可或缺的第一步。患者及家长的积极参与与承诺，直接影响着治疗的效果。而这一切，往往从找到一位能够真诚倾听、理解和尊重患者感受的医生开始。

想象一下，一家人走进温暖、舒适的诊所，虽然心中充满忐忑，却也抱着治愈的希望。优秀的临床医生能够让家长明了治疗的目标，感受到他们的担忧得到了重视，也能让他们在交谈中找到安慰。

经验丰富的临床医生总能与小患者快速建立信任。医生的温柔和耐心，让许多初次走进诊所的小朋友感到安心。医生会倾听他们的故事，尊重他们的感受，提供一个安全、无评判的空间，让小患者可以毫无保留地表达自己。

对于那些曾在过去的治疗中受挫，或对成年人失去信任的孩子，医生会更加细心地探寻他们的内心世界，努力解冻他们的心理防御坚冰，帮助他们重新找回信任和安全感。

诊断是治疗的基石。如果小患者尚未接受过正式的诊断，临床医生会从细致的评估开始，以确定小患者是否存在抑郁症或其他心理健康或学习障碍。例如，焦虑、学习障碍和注意力缺陷多动障碍（ADHD）往往可能与抑郁症相伴相生。如果确诊了多种障碍，治疗计划会全面覆盖所有的障碍，确保每个小患者都能获得全面、个体化的治疗方案。

心理治疗之路，虽然可能会崎岖不平，但在一位负责任、有爱心的临床医生的陪伴下，每个孩子都有可能找到心灵的安宁和自信，走出困境，迎接美好的未来。

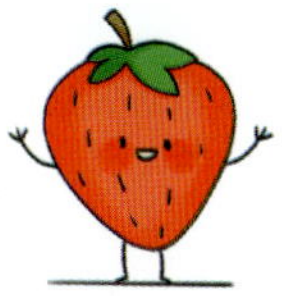

抑郁症的治疗

抑郁症可能会让孩子感受到生活的阴冷，但幸运的是，通过科学的方法，我们能够帮助他们重新拥抱生活的温暖。

寻找合适的临床医生是治疗抑郁症的首要步骤。一个好的临床医生应该能够帮助患者理解治疗方案，并认真对待他们的问题。通常，抑郁症患者可能对治疗持抵触态度，因此，为孩子创建一个舒适的交流环境，与临床医生建立良好的沟通，也显得非常重要。

抑郁症的治疗主要包括心理治疗和药物治疗两大领域。及时得到专业人士的帮助，不仅可以缩短抑郁的治疗周期，还能减小他们错过美好生活经历的可能性。

心灵的解码

心理治疗是一个广阔的领域，目前有很多已被循证验证（evidence-based）有效的、适用于儿童和青少年的治疗方法，以下是临床常用的方法。

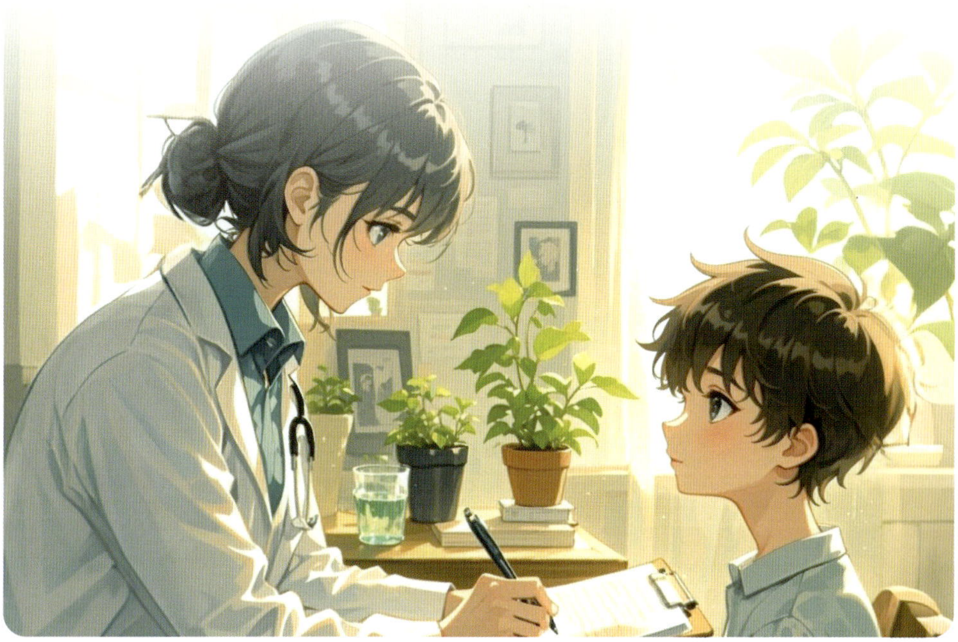

● 认知行为疗法（cognitive behavioral therapy，CBT）

认知行为疗法被视为治疗儿童和青少年抑郁症的重要方法。CBT 的核心理念是通过教授应对抑郁情绪和消极思维（例如“没有人喜欢我”或“事情总会是这样的”）的技能来帮助个体。在 CBT 中，儿童将与治疗师合作，共同确定目标，例如识别和改变消极的思维模式，提高解决问题的能力。

治疗的重点在于让儿童理解他们的思维、情绪和行为之间的相互联系，从而认识到改变其中一个方面可以影响其他两个方面。例如，“行为激活”技术鼓励儿童参与各种活动，并观察这些活动如何影响他们的情绪。行为激活旨在帮助创建一个活动参与的层次结构，这其中倡导的理念是，对活动的积极参与不仅仅是为了获得外在的奖励，还是为了通过获取成功的体验以及与他人的互动来培养更多的积极思维，以此帮助儿童建立起积极参与活动的模式。

行为激活可以有效地缓解青少年抑郁症患者常感受到的孤独感，这种孤独感可能会加剧他们的抑郁情绪。

● 辩证行为疗法（dialectical behavior therapy，DBT）

对于抑郁症更严重的青少年，辩证行为疗法可能会有帮助。DBT 是一种为情绪非常痛苦、可能做出危险行为、自我伤害（如割伤）和具有自杀思想或企图的人而设计的认知行为疗法。

为了管理强烈的情绪，参与 DBT 的人将学习正念（完全存在于当下，专注于一件事情，不带评判）技术，发展解决问题的技能（如忍受困扰、以健康的方式处理困难情况），以及与朋友和家人更有效地互动。DBT 是一种高度结构化的治疗，包括个体治疗和技能小组。针对青少年的 DBT 包括父母与孩子一起学习技能的会议。

● 人际心理疗法（interpersonal therapy，IPT）

社会关系有时可能会影响甚至维持抑郁症。当一个人抑郁时，他们的社交关系也可能受到影响。人际心理疗法通过处理孩子的人际关系，使其变得更加健康，更懂得支持他人。在这种疗法中，孩子能学会更好地传达他们的情感和期望，他们建立了处理冲突的解决问题的技能，并学会观察他们的关系可能如何影响他们的情绪。

已经有一些人际心理疗法的形式针对患有抑郁症的青少年进行了改变，以解决常见的青少年关系问题，包括恋爱关系以及与父母或同龄人沟通的问题。这些特殊形式的人际心理疗法通常是一个12~16周的疗程，并且通常要求父母参与其中的一些会议。

● 正念认知疗法（mindfulness-based cognitive therapy，MBCT）

虽然MBCT对于青少年的疗效仍在衡量中，但经验已经证明其对青年人和成年人的抑郁症有效。

MBCT将认知行为疗法与正念相结合。正念教导人们全身心地感受当下，观察自己的思想和情感，不带评判。这可以帮助他们中断那些可能维持或导致抑郁发作的不良思维模式，例如自我批评或以不构建的方式执念于负面事物。

MBCT最初是为了帮助反复发作抑郁症的人而开发的，但它也可以用于治疗首次抑郁发作。

最后，家庭的参与对于孩子的抑郁症治疗至关重要。父母可以学习如何支持孩子，并在家中帮助他们练习新的技能。家中有一个患有抑郁症的孩子可能会对家庭造成困扰，而从治疗师那里获得支持通常会有很大的帮助。

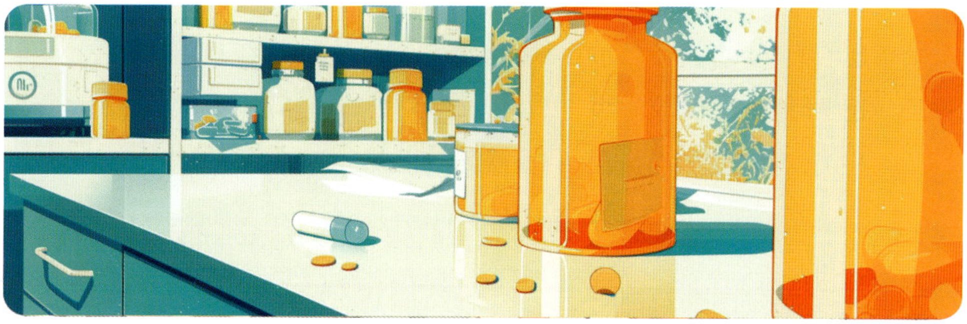

药物的辅助

当抑郁症的阴霾更为浓重时，医生可能会建议使用抗抑郁药物。这些小药丸包括选择性 5-羟色胺再摄取抑制剂 (SSRIs)、5-羟色胺去甲肾上腺素再摄取抑制剂 (SNRIs) 等。虽然这些药物可能会有副作用，但在医生的悉心照料下，它们对孩子来说是安全的守护者。正在服用这些药物的孩子应定期看医生，尤其是在药物剂量有所调整时。

抗抑郁药物的使用需要严格的监管，因为在某些情况下，它们可能会有一些副作用。美国食品药品监督管理局（FDA）对某些抗抑郁药物的使用发出了警告，因为研究发现，它们可能会在极少数情况下增加服药者出现自杀想法的风险，尤其是在刚开始治疗或者调整剂量时。但是，在医生的严格监控和适当指导下，这些药物是安全的，并且能够在很大程度上缓解抑郁症的症状。因此，正在接受抗抑郁药物治疗的孩子应该定期接受医生的检查，以确保药物的安全性和有效性。

这些药物的魔法在于，它们能够调整大脑中的某些化学物质，使其恢复到正常水平，从而缓解抑郁症的症状。但仅靠药物的力量并不足以驱散所有的阴霾，通常需要药物治疗和心理治疗双管齐下，以达到更好的治疗效果。

在抑郁症的治疗过程中，药物治疗和心理治疗就像是一对好伙伴，它们各自发挥着不可或缺的作用。通过专业的指导和持续的努力，许多儿童和青少年都能够找回生活的色彩，重新拥抱美好和希望。

揭秘药物治疗

在儿童和青少年的抑郁症治疗过程中，药物治疗可能是一个重要的环节。当心理治疗效果不尽如人意时，临床医生可能会为严重抑郁症患者开处方药物。

常用于治疗抑郁症的药物包括选择性 5-羟色胺再摄取抑制剂（例如氟西汀、帕罗西汀、舍曲林、氟伏沙明、艾司西酞普兰）和 5-羟色胺去甲肾上腺素再摄取抑制剂（例如文拉法辛和度洛西汀），它们被统称为抗抑郁药物。在某些情况下，临床医生也可能会选择非典型抗抑郁药物，如安非他酮。

面对药物治疗，年轻患者及其家庭可能会产生许多担忧。其中，药物是否会改变患者的个性、是否会使患者产生不适感，以及是否可能造成药物依赖，是家庭最为关切的问题。

临床医生会在治疗前与患者和家庭成员进行详细的交流和讨论，明确药物治疗的预期效果。医生强调，适量的药物治疗不会改变孩子的个性，也不会引起不适感，反而能够有效地缓解抑郁的症状。同时，医生也会解释，虽然某些兴奋剂（可用于治疗 ADHD）和苯二氮䓬类药物（可短期用于治疗失眠）存在一定的依赖风险，但大多数用于治疗抑郁症的药物通常不具备成瘾性。如果需要停止药物治疗，在医生的指导下逐渐减少药物剂量，通常可以避免产生持续的戒断症状。

●剂量调整与副作用应对

抑郁症的药物治疗通常需要花费一段时间来找到最适合的剂量。初期，医生可能会在一至两周的时间内逐步调整药物剂量，以寻找能够带来最佳治疗效果的剂量。在这个阶段，医生会密切关注孩子对药物的反应，包括可能出现的副作用。

通常，医生会提醒，药物的一些不良反应往往会在治疗的初始阶段出现。他们会解释，在药物开始发挥作用并产生预期效果之前，孩子可能会遭遇头痛或失眠等副作用，但这些不适通常会在一到两周后逐渐消退。

在治疗初期的几周时间里，医生会与家庭保持紧密的联系，密切监测孩子的反应，并提供相应的指导和建议。这是一个关键的阶段，因为孩子可能正在经历药物副作用的困扰，而尚未感受到药物治疗的效果。

药物治疗的效果可能需要一段时间才能充分显现。通常情况下，抗抑郁药物在 2~4 周内初步展现效果，但更为明显的改善通常会在 6 周后逐渐出现。持续的药物治疗过程中，医生、家庭之间的良好沟通是确保治疗效果的重要因素。

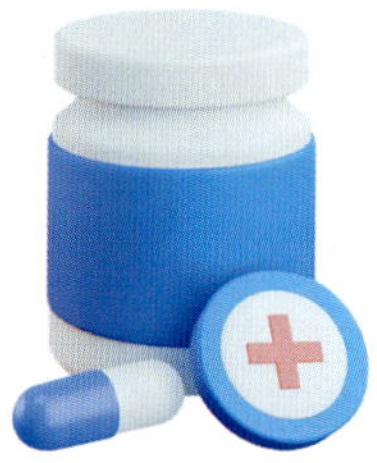

案例故事

阿布是一个 13 岁的男孩，有段时间，他持续感到沮丧和消沉，被医生诊断为患有抑郁症。医生为阿布开了抗抑郁药物，并提醒家长，初始阶段可能需要逐步调整药物剂量，以找到最适合孩子的剂量。

在治疗的最初两周，医生建议阿布从较小的剂量开始，每天餐后服药，以减轻可能出现的胃肠道不适，如恶心、反胃和胃胀。刚开始，阿布确实感到了一些胃部不适和头痛。医生解释说，这些都是药物的早期副作用，通常会在一两周后逐渐消失。同时，医生根据阿布的反应，逐渐调整药物剂量，希望找到让他感觉更好的剂量。

晚上吃药使得阿布总是难以入睡，医生建议他将服药时间调整到早上。阿布的家人密切配合医生的指导，记录他的反应，包括睡眠质量、食欲和日常心情。虽然刚开始的时候，阿布对药物有些抵触，担心会有不良反应，但随着剂量的适当调整，他渐渐感到心情明朗，生活也恢复了正常节奏。

大约在治疗两个月后，阿布和他的家人告诉医生，阿布的症状有了显著的改善。医生也很高兴，他告诉阿布和家人，现在已经找到了适合阿布的药物剂量，但也提醒他们，如果有任何不适或问题，应立即联系他。

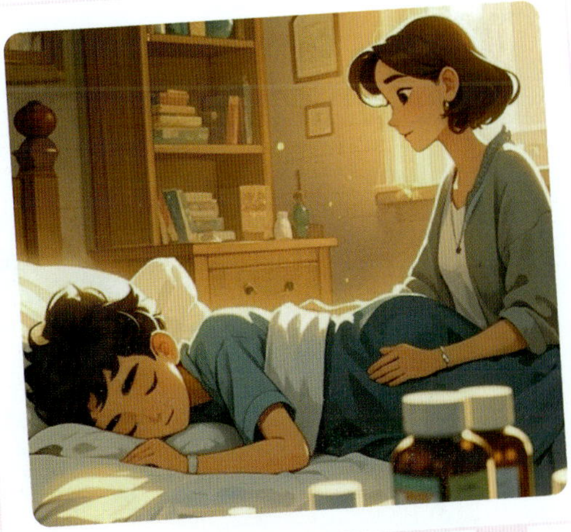

● 监测自杀思维

抗抑郁药物是很多儿童和青少年抗击抑郁症的重要武器。然而，和所有的治疗方法一样，药物治疗也存在利弊。国家药品监督管理局已经发出警告，指出服用某些抗抑郁药物的儿童和青少年可能会面临自杀思维风险的增加。这无疑为药物治疗的安全性投下了阴影。

然而，事实上，许多研究表明抗抑郁药物的益处通常大于不接受治疗的风险，特别是在专业医生的指导下。因此，尽管存在一定的风险，但抗抑郁药物仍然被视为对抗儿童和青少年抑郁症的有效手段，专业医生会给需要的儿童和青少年开具相应药物的处方。

为了确保药物治疗的安全，医疗机构和医学专家已经制定了一套严格的监测和评估流程。这个流程旨在帮助开处方的医生在调整药物治疗方案时，密切监测儿童和青少年的抑郁症状是否加重或是否出现自杀思维。通过定期的评估、与家庭的沟通和持续的监测，医生能够及时了解药物治疗的效果和可能的副作用，以确保治疗的安全性和有效性。

重要的是，家长和教育工作者应明白，药物治疗并非万能的，也存在一些风险。在考虑药物治疗时，应充分与儿童精神科医生交流，并信任医生的判断。同时，密切的监测，以及家庭、学校与医生之间的良好沟通，是确保药物治疗安全有效的关键。

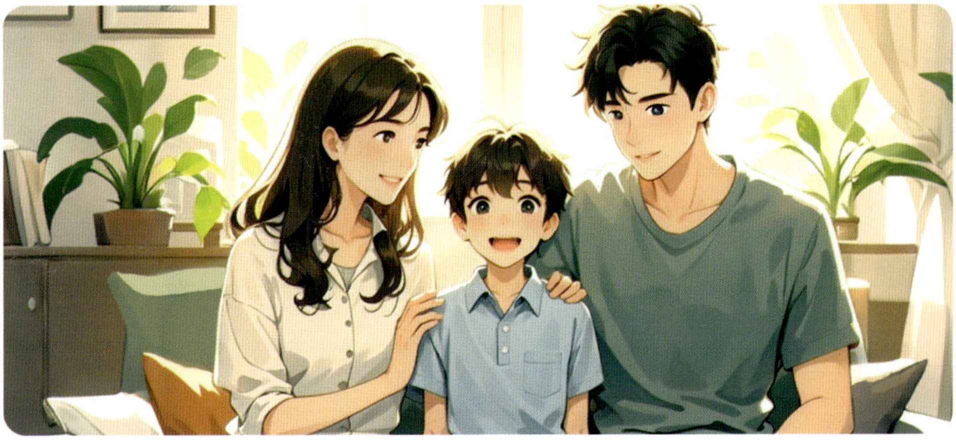

案例故事

13 岁的星仔被诊断为重度抑郁症。精神科医生评估后，决定为星仔开具一种常用的抗抑郁药物。医生详细地向星仔的父母解释了可能发生的副作用，包括在初始阶段可能会有的自杀思维。星仔的父母虽然有些担忧，但他们明白不治疗抑郁症的风险可能更大，于是决定在医生的指导下开始药物治疗。

治疗的第一周，星仔的妈妈发现星仔变得更加内向，少言寡语。她立刻与星仔的医生沟通，医生建议继续观察，同时加强与星仔的沟通，了解他的真实感受。

到了治疗的第二周，星仔的父母发现他开始出现消极的言论，例如“我不想去学校”和“我什么都做不好”。他们立即将这些情况反馈给医生。医生安排了一次紧急面诊，通过与星仔的交谈，了解到他的自我评价在下降，但还没有出现严重的自杀思维。

医生决定对药物剂量进行微调，并安排专业的心理治疗。同时，他向星仔的父母和老师解释了如何识别自杀思维的征兆，并强调在任何异常情况下都应立即联系医生。星仔的父母和老师开始更加密切地关注星仔的言行举止，并鼓励他更多地表达自己的感受。

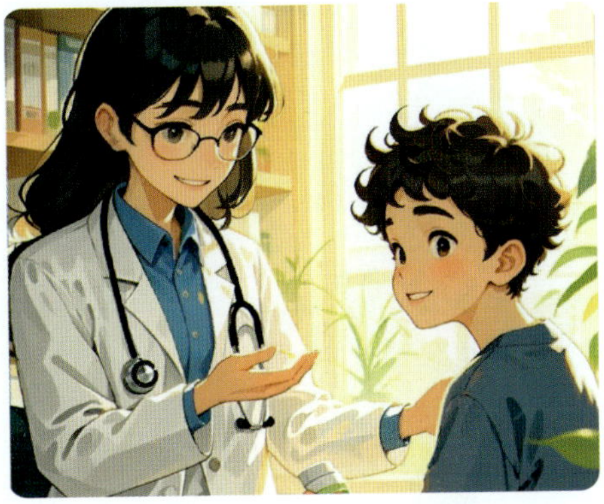

随着时间的推移，星仔的症状逐渐改善，他开始愿意与家人和朋友交流，笑容也渐渐回到了他的脸上。正是家长、老师和医生之间密切的沟通和及时的干预，确保了药物治疗的安全性和有效性。

● 精心安排停药时机

抑郁症的治疗通常是一个长期的过程，特别是当涉及药物治疗时。为了确保孩子能够安全、有效地走出抑郁的阴影，合理的药物停用计划是至关重要的。研究建议，在孩子的抑郁症状完全消失后仍应该维持至少一年的药物治疗，以降低抑郁症复发的风险。

当考虑停药时，选择一个适当的时机尤为重要。应避免在孩子面临重要生活事件（如重要的考试、学校活动或个人挑战时）突然停药。这些压力较大的时期贸然停药可能会增加孩子的心理负担，不利于他们的心理健康。

对于曾有自杀思维的孩子，停药的时机更需慎重。一些研究显示，停药后的前几个月，出现自杀行为的风险可能会增加。因此，与专业的心理健康医生密切沟通，制订个性化的药物治疗和停药计划，将为孩子的健康成长提供坚实的保障。

家长和老师应理解药物治疗的基本知识，配合专业医生的建议，以及在关键时期提供足够的关心和支持，这将对孩子走出抑郁的困境、回归正常生活具有积极的促进作用。同时，家长与医生的紧密合作，也能确保药物治疗和停药过程的安全和有效，为孩子的健康成长打下坚实的基础。

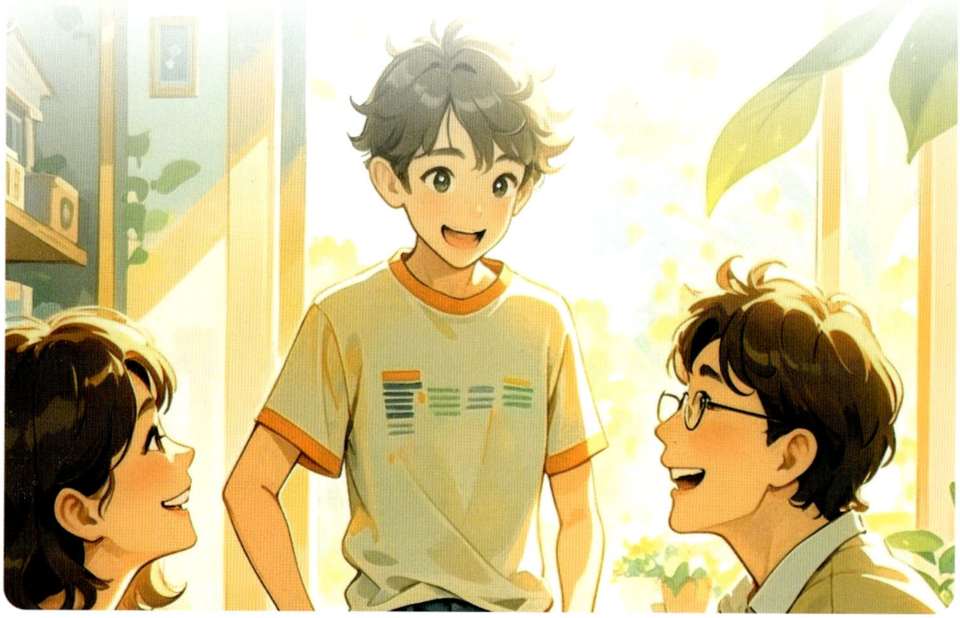

陪伴孩子度过药物停用期

药物停用期对于孩子来说是一个敏感且具有挑战性的阶段，家长的支持与理解在此期间尤为重要。以下是一些具体的建议，帮助家长为孩子提供必要的支持。

- **学习与理解：** 花时间了解抑郁症及其治疗过程，包括药物的作用机制和停药可能带来的影响。
- **保持与医生的通信：** 定期与医生沟通，了解孩子的治疗进程和药物停用计划，以确保一切按照专业的指导进行。
- **提供情感支持：** 药物停用期间，孩子可能会经历情感波动。展现理解和关心，让孩子感受到家庭的温暖和支持。
- **鼓励正面交流：** 鼓励孩子表达自己的感受，保持开放的交流，帮助他们安心度过药物停用期。
- **观察与记录：** 密切观察孩子的情感和行为变化，记录下来，如有必要，及时与医生交流。
- **保持日常生活的稳定：** 建立并保持一定的日常生活结构和规律，例如固定的作息时间、饮食和活动，为孩子提供一个稳定、可预见的环境。安排家庭活动或外出活动，提供愉快和放松的环境，帮助减轻孩子的压力和焦虑。
- **寻求专业心理支持：** 如果可能，为孩子找一个心理辅导员或心理治疗师，提供额外的心理支持和指导，帮助他们在停药期间保持心理健康。

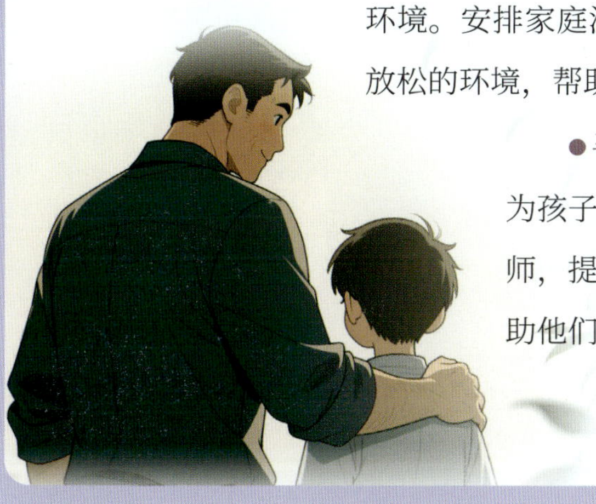

老师的引导

在学校支持孩子度过药物停用期

在学校，老师作为孩子日常学习和生活的重要引导者，对于孩子药物停用期的过渡提供支持和理解是非常关键的。以下是一些具体的建议，帮助老师更好地支持孩子渡过这个特殊时期。

● 学习与理解：了解抑郁症的基本知识，包括药物治疗的常见程序和药物停用可能带来的影响，以及如何识别和应对孩子可能出现的情绪和行为变化。

● 保持与家长和医生的沟通：与家长保持定期沟通，了解孩子的治疗进程和需要，同时也能与医生沟通，获取专业建议。在有需要时，能够及时联系家长和医生，以确保孩子在学校的安全和健康。

● 提供情感支持：在合适的时候提供鼓励和支持，让孩子感受到关心和理解。创造一个友善、支持和无评判的环境，让孩子能感受到学校是一个安全的、能提供支持的地方。

● 提供适当的学习支持：根据孩子的情况，提供适当的学习支持并作出调整，如灵活的作业时间和测试安排，帮助他们保持学习进度。

● 观察与反馈：观察孩子在学校的表现和交流情况，及时向家长和医生反馈，这些信息可能对医生评估孩子的治疗进展和调整治疗方案非常有帮助。

● 培养同伴支持：通过课堂活动和团体讨论，培养孩子们之间的友善和支持，促进同伴之间的理解和接纳。

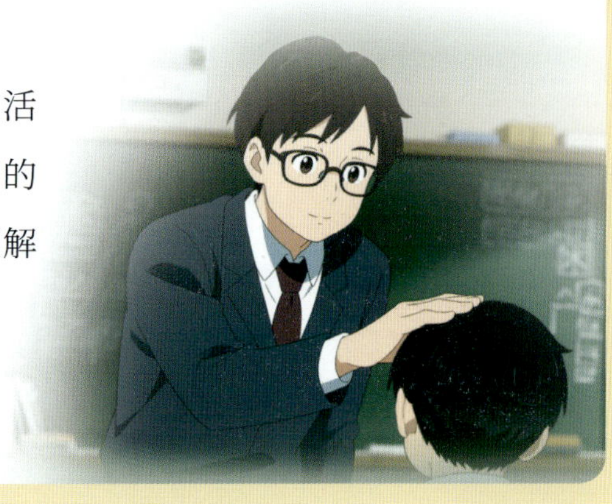

家庭参与

无论您的孩子是否正在接受心理治疗或药物治疗，家庭的支持都是至关重要的。对于患有抑郁症的孩子来说，获得家庭的理解和支持可以帮助他们更好地应对症状。

家庭成员可以通过与孩子保持开放的沟通、提供情感支持以及协助他们在日常生活中实践新学到的技能，来给他们提供有效的支持，这很重要。当孩子在治疗中感到无助或困惑时，他们应该知道他们可以向家人求助。

家庭中可以观察到的抑郁迹象

家庭是每个孩子成长的基础，也是他们表达自我、体验情感的重要场所。在家庭中，孩子的行为和情感表达可能会揭示他们心理健康的状况。作为家长，通过日常的观察和交流，可以及时发现孩子可能存在的抑郁症迹象。以下是一些在家庭环境中可能出现的警示信号。

- 情绪的改变：您的孩子是否经常显得情绪低落、愤怒或易怒，甚至在家庭环境中也无法放松？
- 兴趣的丧失：他们是否对曾经喜欢的家庭活动或与家人共度时光失去了兴趣？
- 睡眠和食欲的变化：在家时，他们的睡眠和食欲是否有明显的变化，例如失眠、嗜睡、暴饮暴食或食欲不振？
- 精力的缺失：他们是否常感到疲惫，即使在家中也缺乏活力？
- 自我评价过低：他们是否常在家中表达出自我贬低的言论，或是对自己的未来感到绝望？
- 学习成绩的下滑：他们是否在家中表现出对学习失去兴趣或是开始不在乎学校成绩？
- 社交的回避：他们是否避免与家人的互动，或在家庭聚会时显得封闭、不愿意参与？

● 过度的负面思考：他们是否经常在家中表现出对生活的悲观或对家庭事件的过度负面反应？

● 过度的敏感或易受伤害：他们在家中是否对轻微的批评或不如意的事情反应强烈，或者感到过分的失落或沮丧？

● 无法集中精力：他们是否在家中学习或完成家务时，表现出难以集中精力或容易分心？

● 自杀的想法：如果他们表达了自杀的想法，应立即寻求心理健康专业人士的评估，这非常重要。在紧急情况下，应立即将他们带到急诊室。

如果您的孩子表现出以上多个迹象，他们可能需要专业的心理健康指导。作为家长，您可能无法直接改变他们的感受，但您可以通过提供支持、理解和陪伴来帮助他们。寻找合适的心理健康专业人士，为孩子提供必要的治疗和支持，是帮助他们走出抑郁阴影、重获快乐生活的重要一步。

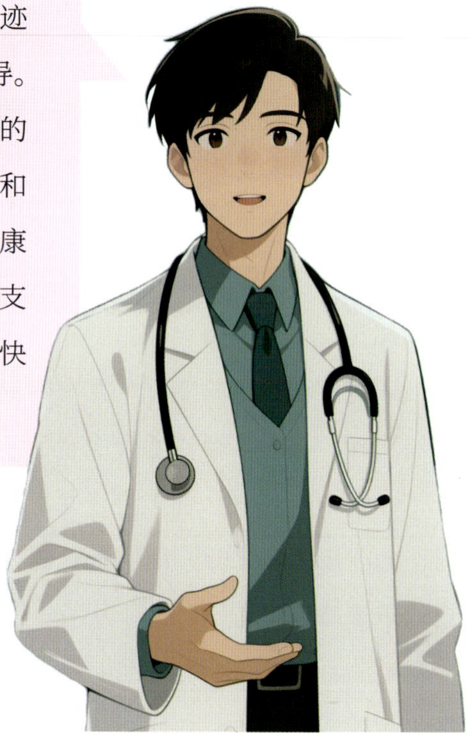

用理解和支持陪伴孩子走过抑郁的阴霾

在青少年时期，孩子们可能会遇到各种挑战和压力，而抑郁症是其中一种可能会影响他们身心健康的问题。作为家长，理解和支持是您可以为他们提供的最宝贵的礼物。以下是一些具体的建议，可以帮助您用更有效和富有同理心的方式支持孩子。

● 建立信任与理解

对于孩子来说，可能没有什么比感受到家庭的理解和支持更为重要了。父母可以尝试将自己置于孩子的立场，通过换位思考来深入理解他们的感受和经历。可能有时候，您会感到无奈或沮丧，因为他们看起来总是沉浸在低落或烦躁的情绪中，似乎不愿意为自己做些什么改变。然而，如果我们细心观察，可能会发现他们的世界中缺少了能带给他们快乐的元素，或者他们可能经历了一些让人失望的事情。这些情境让他们选择避开曾经喜欢的活动，宁愿孤单地呆在房间里，而抑郁症让这种状况愈发严重，它甚至让最简单的日常事务也变得困难重重。

在这样的情况下，不仅仅是孩子，我们作为家长，也会产生无能为力的挫败感。但是，正是在这样的时刻，我们需要更加努力地建立与孩子之间的紧密纽带，让他们感受到无条件的理解和支持。通过这样的方式，我们不仅能够为孩子提供一个安全、温暖的避风港，还能慢慢引导他们找回生活的信心和勇气，重新发现生活中的快乐与希望。

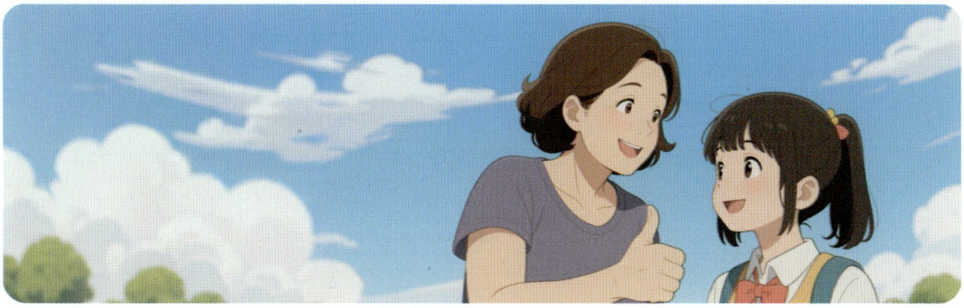

● 有效沟通

尝试对孩子的情感表示理解和接纳，而不是立即指出他们不健康的行为。例如，您可以温柔地说："最近你看起来好像有些低落，想谈谈吗？"这样的表述明确了您的目的——理解他们的感受，而不是急于解决问题。在很多情况下，孩子更愿意与那些能够理解他们的人分享内心的想法和感受，而不是立即被告知应该怎样做。在这个过程中，您不仅能够得知孩子内心的真实想法，也能让孩子感受到被理解和被接纳的温暖，为进一步的沟通和支持打下良好的基础。

● 同情与倾听，而非批判

以同情和好奇的心态探询他们的感受。有时即使是充满善意的关心，也可能被误解为批评而不是关爱。避免发表评判或试图解决他们的问题，即便您不同意他们的看法也应如此。听孩子谈论他们的问题可能会让您感觉他们过于消极，但实际上，您正在传递一个重要的信息：您在倾听，您看到了他们，您想要理解而非改变他们。人们通常不喜欢被改变。如果您能无偏见地倾听，他们更有可能将您视为一个可信赖的盟友，并在准备好开谈时寻求您的支持和理解。

● 创造无压力行为激活的机会

为孩子创造参与和行动的机会，而非直接的批评或指令。您可以温和地提议："宝贝儿，或许你可以给好朋友打个电话，看看他们最近怎么样。"或者您可以发出邀请："我准备去商场办点事情，如果你愿意，我们可以一起去，顺便一起吃个午饭。"通过这种温和、不带压力的方式，您为孩子提供了行动的机会，同时也展示了您愿意花时间与他们一起度过愉快时光的意愿。

有的父母可能会担心只做这些太被动了，不能够产生良好的效果。但事实上，在孩子最需要的时候，陪伴在他们身边并传达您的接纳，正是他们现在需要的。这实际上是加强你们关系的一种非常积极的方式。

治疗效果不佳时父母该怎么办

当我们的孩子面临抑郁症时，作为家长，我们会竭尽所能寻求最佳的治疗方案来帮助他们走出困境。然而，治疗过程可能会遇到一些挑战，导致效果不尽如人意。理解可能出现的困难，并在处理时保持开放和支持的态度，是提高治疗效果的关键。

●反思治疗体验

如果您的孩子正在接受治疗，但感觉效果不明显，尝试和孩子沟通，理解他们的感受，了解他们觉得哪些方面没有得到帮助，以及他们喜欢或不喜欢治疗中的哪些环节。这不仅能帮助您了解治疗过程，也能让孩子感受到您的关心和理解。

●探讨治疗方法

与孩子的治疗师沟通，讨论治疗方案是否需要调整，或是否存在更适合孩子的治疗方法。如果考虑换个治疗师，确保在做出决定前，与当前的治疗师进行讨论。有时，一些微小的调整就可能使治疗效果得到明显改善。

●积极参与治疗

治疗的效果很大程度上取决于孩子的积极参与和投入。鼓励孩子为了自身的幸福和成长积极参与治疗过程，而不仅仅是为了满足他人。

●保持耐心持续探索

抑郁症的治疗可能是一个长期和多层次的过程。作为家长，持续学习和探索，以及与专业人士密切合作，将有助于您为孩子提供更有效和具备同理心的支持。

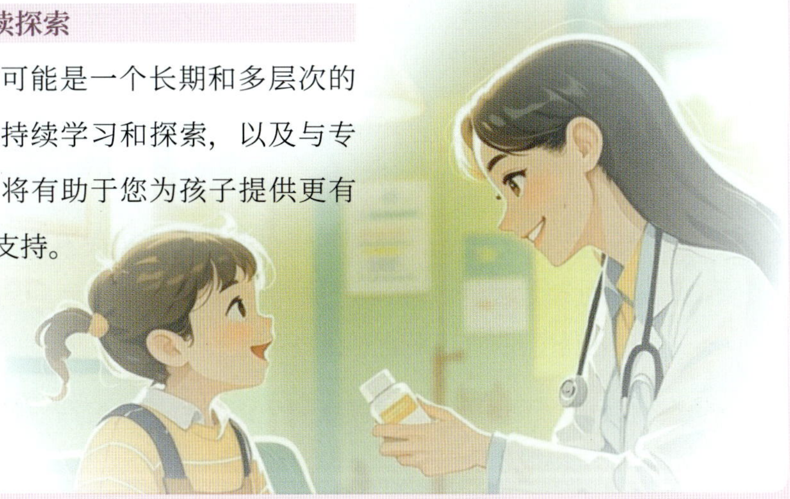

关于探讨治疗效果的对话示例

父母：亲爱的，我们知道你最近在接受抑郁症的治疗，我们想了解一下你的感受。有没有什么地方让你感觉不太舒服或者有帮助的呢？

孩子：嗯，药物让我感觉有点儿困，而且和治疗师聊天有时候让我觉得压力很大。

父母：谢谢你的坦诚，这对我们来说很重要。关于药物让你犯困的问题，我们可以和医生讨论一下。你通常什么时候感觉最困，是早上还是下午？

孩子：主要是早上，感觉总是没什么精神。

父母：明白了，我们可以在下次见医生时，把你的这些感受告诉他，看他是否有什么建议。也许可以通过调整药物的剂量或服用时间来改善你的精神状态。另外，关于和治疗师的交谈，有哪些方面让你感觉压力比较大？

孩子：我不确定，可能是我还是感觉很难过，而且有时候我不喜欢去治疗室。

父母：我理解。是什么让你不喜欢去治疗室？是治疗师的方法，还是有其他的原因？

孩子：我不知道，可能是谈论过去的事情让我不舒服。每次回忆那些事情的时候，我都感觉很难过，有时候甚至不想继续治疗了。

父母：我们理解，回顾不愉快的经历确实很困难。但你也知道，理解和处理过去的事情对于你的治疗和康复是有帮助的。你觉得有没有其他更舒服的方式来面对这些回忆？

孩子：不知道，有时候我只想逃避它们，但治疗师说我们需要面对。我觉得很矛盾。

父母：这种感受非常正常，亲爱的。我们可以和治疗师一起探讨，看能不能找到一种更温和、更适合你的方式来处理这些回忆。你觉得怎么样？

孩子：我愿意尝试。但我有时候也怕换了治疗方式还是不见效。

父母：我们知道治疗可能会有一些起伏，这是个过程。重要的是我们一起面对。而且，每种方法都有可能帮助我们找到最终有效的解决办法。我们会一直陪着你，探索最适合你的治疗方式。你不是一个人在战斗。

孩子：谢谢，妈妈 / 爸爸。我有时候也想放弃，但我知道我不能这么做。

父母：我们很理解。抑郁症的治疗确实需要耐心和时间。但记住，我们会一直支持你，一直陪着你。你的感受和想法对我们来说非常重要，我们希望你能随时和我们分享。同时，我们也鼓励你积极参与治疗，为了你自己的幸福和成长。

孩子：我会的。我也想变得更好，不想让你们担心。

父母：你已经做得很好了，我们为你感到骄傲。只要我们一直坦诚交流，我相信我们会一起找到最好的方法来面对这个挑战。

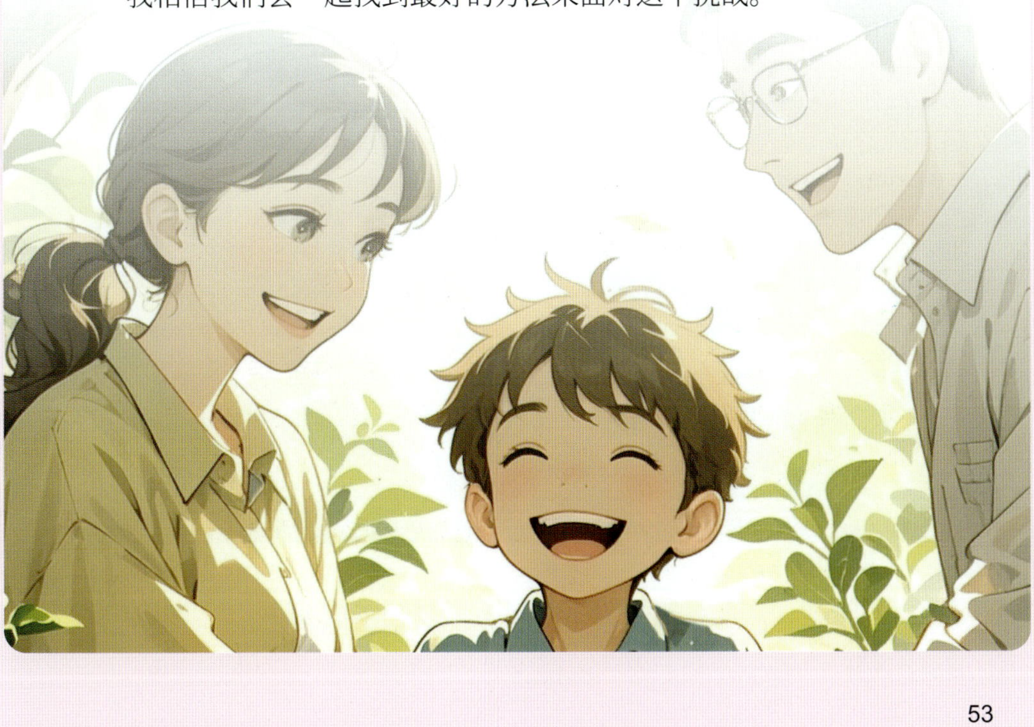

播撒积极的种子

请确保您注意到孩子所表现出的积极行为。无论是上学、洗碗、扫地，还是做家务照顾弟弟妹妹，这些都是值得肯定的努力，而不应仅仅被视为“他们应该做的事情”。我们每个人，即使在被期待完成某些事情时，也都喜欢得到赞赏和认可。

反思一下，您今天有多少赞美的话语送给他们？又有多少批评的话语？您是不是总是在强调他们的问题，或试图解决这些问题？赞美和肯定应该多于批评和指正。让他们知道您为他们感到自豪。如果您看到他们在努力照顾自己、完成作业、与家人友好互动或做其他任何需要努力的事，不要吝啬您的赞美。他们很可能会感激您的关心和认可。

另外，不要在孩子的伤口上撒盐。没必要总是说他们不再像以前那样刻苦学习、参与课外活动或与朋友聚会。他们自己可能已经对此感到失落，不需要额外的提醒来加重他们的负担。他们也不想被生活中的不如意所困扰。如果简单的改变就能让他们感觉好转，他们肯定愿意尝试。通过这种方式，您可以帮助他们将注意力转向积极的方面，而不是持续沉浸在不愉快的情绪中。在他们努力面对挑战时，尽量创造一个支持与理解的环境，让他们感受到家庭的温暖和鼓励，而不是更多的压力和失落。

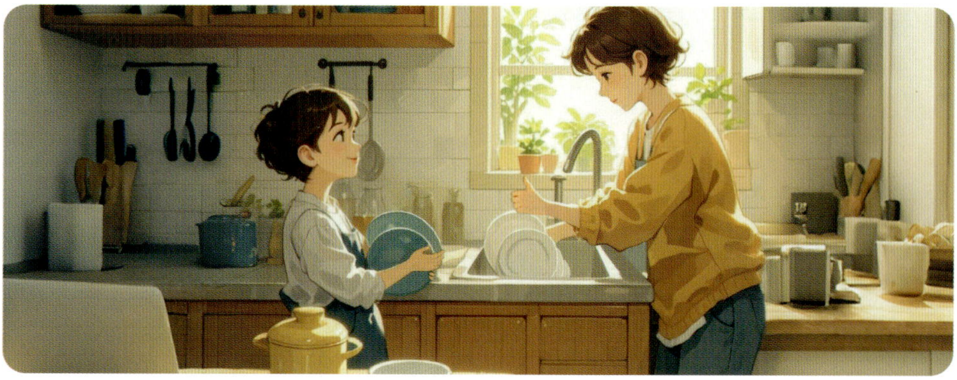

帮助孩子接受治疗

有些孩子愿意尝试治疗，而有些可能会有所抵触。对于后者，要明白他们可能不会立刻愿意接受心理治疗或向您敞开心扉，但您可以为他们展示这种可能性，并耐心等待他们准备好时采取行动来寻求治疗。

您可以尝试说："我看到你最近可能遇到了一些困难，我有一些可能对你有帮助的想法。如果你想和我讨论，随时告诉我。我会一直在这里支持你。"同时，您也可以询问他们是否有任何关于如何提供帮助的建议或想法。您可能会对他们的见解和建议感到惊喜。

要明白，孩子可能会要求您给他们一些空间。这完全可以理解，这表明他们需要一些独立和私人空间。孩子渴望独立是很正常的，您应该尊重这个需求。您可以回应说："我会给你更多的空间，但请记住，我一直在这里支持你，无论何时你想聊天或听听我的建议，我都愿意。"

如果他们真的来找您寻求帮助，您需要做好准备。可以先做一些研究，找出几位可能适合孩子的治疗师，并告诉他们"你可以选择让你感觉最舒适、最有帮助的治疗师"。找到一个合适的治疗师非常重要。让孩子有选择的权利，会使他们对自己的治疗过程产生归属感，这对孩子来说非常重要，也会为有效的治疗奠定基础。同样重要的是，适合儿童和青少年的有几种不同类型的、经过良好研究的心理治疗方法，例如，认知行为疗法、人际关系疗法和辩证行为疗法都被证明对青少年抑郁症有帮助。确保您的孩子接受全面的心理健康评估，并获取治疗的建议，这样您才能在他们的治疗过程中提供支持和指导。

许多患有抑郁症的孩子会从药物治疗中得到帮助，例如使用抗抑郁药。虽然单独的心理治疗对于轻度至中度抑郁症可能有效，但通常药物治疗和心理治疗的结合会带来更好的效果。如果考虑为孩子使用抗抑郁药物，强烈建议您预约一位经过认证的儿童或青少年精神科医生进行咨询，而不是寻求非精神科医师的意见。

照顾好自己

最后一点是，确保您也照顾好自己，这是非常重要的。作为正在与抑郁症斗争的孩子的父母，您可能会在情感和身体上感觉非常疲惫。记住，您并不孤单，为自己寻求支持也是重要的。确保您有时间从事自己喜爱的活动，与朋友相聚。常言道：“父母快乐，孩子也快乐。”这句话不失为真理！

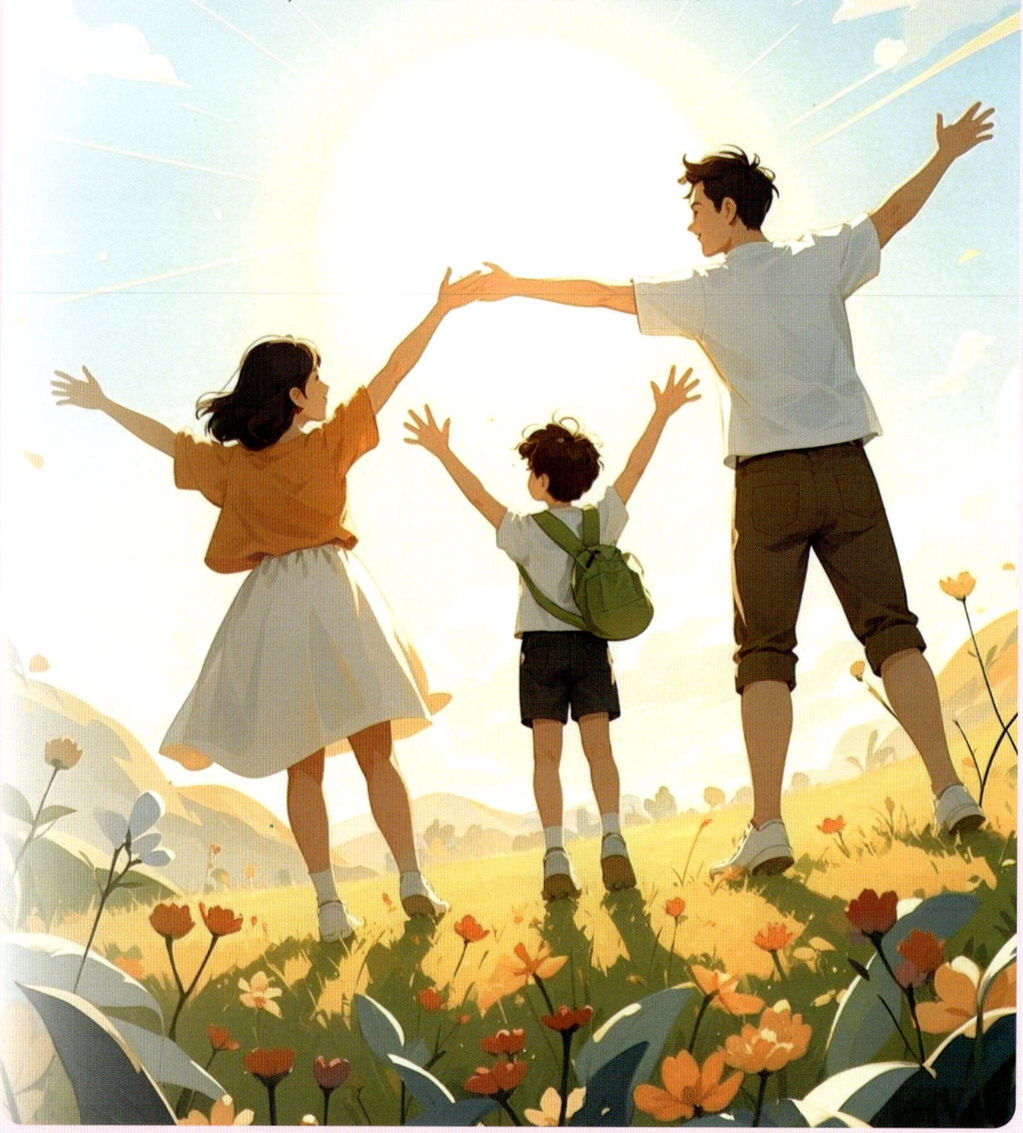

参考文献

[1] 世界卫生组织．ICD-11 精神、行为与神经发育障碍临床描述与诊断指南 [M]．王振，黄晶晶，主译．北京：人民卫生出版社，2023.

[2] 李凌江，马辛．中国抑郁障碍防治指南（第二版）解读：概述 [J]．中华精神科杂志，2017，50（3）：167-168.

[3] 胡昌清，朱雪泉，丰雷，等．中国抑郁障碍防治指南（第二版）解读：药物治疗原则 [J]．中华精神科杂志，2017，50（3）：172-174.

[4] 牛雅娟．《中国抑郁障碍防治指南》药物治疗解读 [J]．临床药物治疗杂志，2018，16（5）：6-8.

[5] 卢瑾，李凌江，许秀峰．中国抑郁障碍防治指南（第二版）解读：评估与诊断 [J]．中华精神科杂志，2017，50（3）：169-171.

[6] American Psychiatric Association. Diagnostic and statistical manual of mental disorders[M]. 5th ed. Washington, DC: American Psychiatric Publishing, 2013.

[7] World Health Organization. Mental health of adolescents[EB/OL]. (2024-10-10)[2025-04-30]. https://www.who.int/news-room/fact-sheets/detail/adolescent-mental-health#:~:text=Emotional%20disorders%20are%20common%20among,and%20unexpected%20changes%20in%20mood.

[8] National Alliance on Mental Illness. Depression[EB/OL]. （2024-02-13）[2024-11-18]. https://www.nami.org/about-mental-illness/mental-health-conditions/depression/.

术语解析

重性抑郁障碍（major depressive disorder，MDD）：表现为极度的情绪低落和对日常活动的兴趣丧失，持续至少两周，并伴有食欲变化、睡眠问题、疲劳、注意力难以集中和自我评价低等症状。

持续性抑郁障碍（persistent depressive disorder，PDD）：是一种慢性形式的抑郁症，症状较轻但持续时间更长，通常持续两年或更长时间。

破坏性心境失调障碍（disruptive mood dysregulation disorder，DMDD）：主要表现为儿童和青少年的频繁的、与他们的年龄不相符的严重易怒或愤怒发作，并且几乎每天都情绪烦躁。

焦虑障碍（anxiety disorders）：包括一系列以过度的焦虑和恐惧为特征的障碍，常见的有广泛性焦虑症和社交焦虑症等，症状通常表现为紧张、烦躁、心跳加速、出汗等。

强迫症（obsessive-compulsive disorder，OCD）：表现为重复性、不必要的想法（强迫性思维）和行为（强迫性行为）。这些强迫症状会对患者的日常生活产生严重干扰。

季节性情感障碍（seasonal affective disorder，SAD）：一种与季节变化相关的抑郁症，通常发生在秋冬季节，表现为情绪低落、疲劳、对日常活动失去兴趣等。

经前期烦躁障碍（premenstrual dysphoric disorder，PMDD）：一种严重的情绪障碍，发生在月经周期前一周，表现为情绪波动、易怒、悲伤等症状。

注意力缺陷多动障碍（attention-deficit/hyperactivity disorder，ADHD）：一种常见的儿童期行为障碍，表现为注意力不集中、冲动和过度活跃。通常影响学业表现和社交关系。

自伤行为（self-harm）：指个体故意伤害自己身体的行为，通常是为了应对心理痛苦。常见形式包括割伤、撞击等。

自杀风险（suicidal risk）：抑郁症和焦虑症等心理健康问题的严重后果之一，表现为个体有自我伤害或结束自己生命的念头或行为。需要高度警惕和及时干预。

认知行为疗法（cognitive behavioral therapy，CBT）：用于治疗抑郁症的重要方法，着重于改变消极的思维模式 。

正念认知疗法（mindfulness-based cognitive therapy，MBCT）：结合正念和认知行为疗法，帮助患者应对抑郁症 。

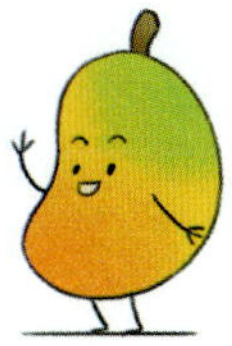

附 录

相关量表

以下抑郁相关的心理健康评估量表中的大部分都可以在网上找到，特别是用于科研或临床的标准化版本。不过，很多量表的完整版本可能会受版权保护，通常需要购买或通过专业机构（如心理诊所、医院、学校等）获取。

儿童抑郁量表（Children's Depression Inventory, CDI）

用途：评估儿童和青少年的抑郁症状

适用年龄：7~17 岁

内容：27 道题目，评估情绪、认知和行为方面的抑郁症状

使用建议：适用于父母、教师为儿童 / 青少年评估使用或儿童 / 青少年自我评估

贝克抑郁量表（Beck Depression Inventory, BDI）

用途：评估抑郁的严重程度

适用年龄：13 岁以上

内容：21 道题目，衡量情绪、认知、行为和生理症状

使用建议：适合家长、教师使用或青少年自我评估

青少年自伤行为问卷（Self-harm Behavior Questionnaire, SHBQ）

用途：评估自伤行为的频率和严重程度

适用年龄：12 岁以上

内容：包括自伤动机、方法及自我伤害的认知与行为

使用建议：适合心理健康专业人员或父母用来进行监测青少年的自伤行为

儿童行为量表（Child Behavior Checklist, CBCL）

用途：评估儿童行为和情绪问题

适用年龄：6~18 岁

内容：包括内化问题（如焦虑、抑郁）和外化问题（如攻击性、注意力问题）

使用建议：由家长或教师填写，帮助识别儿童或青少年行为和情绪障碍

儿童生活质量量表（Pediatric Quality of Life Inventory, PedsQL）

用途：评估儿童和青少年的心理和身体健康的生活质量

适用年龄：2~18 岁

内容：涵盖心理、社交、学校表现等方面，评估儿童和青少年的整体健康状态

使用建议：适合儿童或青少年自评、家长或教师协助评估

家庭环境量表（Family Environment Scale, FES）

用途：评估家庭环境对儿童和青少年的影响，特别是情感支持、矛盾与控制等维度

使用建议：适合家长和孩子一起完成，帮助了解家庭环境对孩子的心理健康影响